님께

A book review

서평

민화는 '한국색(韓國色)'의 정수다

최근 우진하우스가 펴낸 '시니어를 위한 뇌건강 민화 컬러링북' 4권이 눈길을 끌고 있다. 본격적인 민화 작품집이 출판된 것이다. 신선한 충격이 아닐 수 없다. 아마 조자용이 살아 있었다면 대대적인 전시회를 열고 크게 판을 벌였을 것이다.

제4권은 무병장수를 기원하는 백수백복도인 '장수를 부르는 컬러링북'이다. '난초도', '수련도', '천도도', '모란도', '장수도', '충화도' 등의 작품이 수록돼 있다. 사람들은 누구나 가족들이 이 세상에서 복을 많이 받고 오래 살기를 바란다. 벽사진경(辟邪進慶)의 염원을 갖고 있다. 그래서 조선시대에는 가문의 번창, 가정의 화합, 부부의 행복을 음양오행의 철학적 바탕에서 꽃·물고기·날짐승·들짐승·바위·하늘·산·강 등을 여러 구도와 형상으로 그린 민화들을 좋아 했다. 특히 부귀영화의 상징인 모란꽃을 많이 그렸다. 모란도를 담은 병풍이 유행했던 것도 같은 이치다. 절개와 신의, 청아함과 강직함의 상징인 사군자, 즉 매화·난초·국화·대나무와 소나무·파초·포도 등도 좋아 했다. '난초도', '수련도' '천도도'가 널리 유행했던 것이다.

유치원 미술교재 개발에 선구적 역할을 담당해왔던 우진하우스는 그동안 출판계에서 지나치게 저평가되었다고 본다. 미술평론에 문외한으로 법학전문대학원에서 형사법을 가르치고 있는 필자는 솔직히 지의홍 작가의 작품이 좋다. 그냥 좋다. 보고 있는 그 자체만으로도 흥이 난다. 좋은 일이 생길 것만 같다. 지희홍의 '시니어를 위한 뇌건강 민화 컬러링북' 4권은 평범한 독자들에게 무병장수와 만복을 가져다 줄 것으로 확신한다.

정 한 중(한국외국어대학교 법학전문대학원 교수, 변호사)

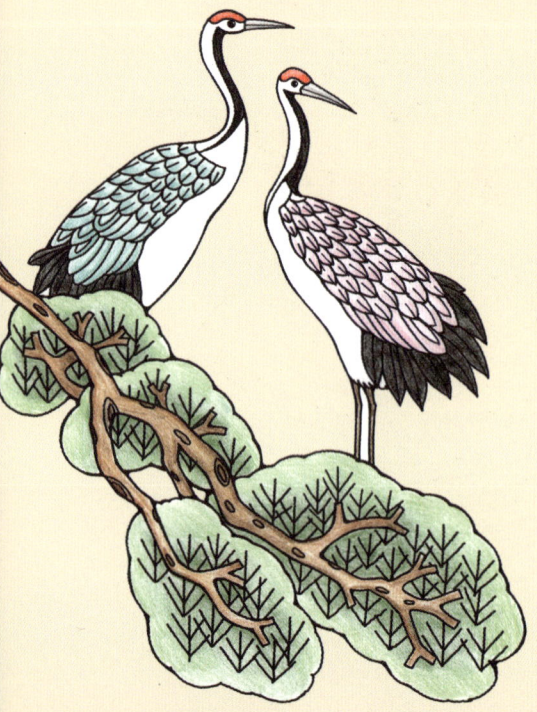

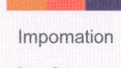
Impomation

권별소개

조선, 불과 100여 년 전 이 땅에 살았던 사람들의
소망과 염원을 민화 등의 색칠을 통해 살짝 들여다봅니다.

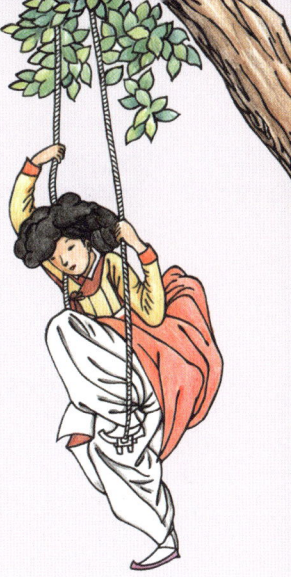

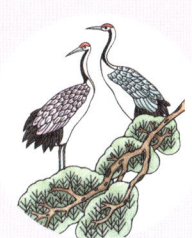

1권 : 복을 부르는 민화 컬러링북

고려 시대부터 조선 후기의 시대적 가치관으로 삶의 저변에 자리한 도교 및 신선 사상에서 비롯된 무병장수, 입신양명, 부귀영화, 등을 상징하는 십장생 등의 이미지를 통해 간절하게 소망한 민화 컬러링북입니다.

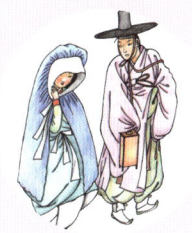

2권 : 미소를 부르는 민속화 컬러링북

조선 시대 후기 천재 화가인 단원 김홍도와 혜원 신윤복의 민속화를 색칠해보며 그 시대 사람들의 은유 자적한 풍류와 서민들의 삶에 대한 애환과 남녀 간의 로맨스를 들여다보고 당대의 삶을 간접적으로 이해하는 컬러링북입니다.

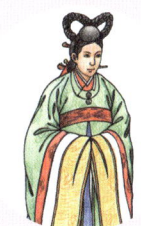

3권 : 회상을 부르는 전통의상 컬러링북

조선 시대의 궁중의상과 관복 등을 중심으로 전통의상을 색칠해보며 사극 드라마나 사극영화 등을 통해 익숙한 전통의상의 용도와 구분을 이해하여 시청을 돕고 의상의 변천과 우리 문화에 대한 이해의 폭을 넓히는 컬러링북입니다.

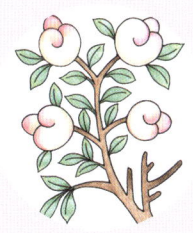

4권 : 장수를 부르는 백수백복도 컬러링북

예로부터 현재까지 모든 인간이 간절히 소망하는 공통적인 것이 있다면 그것은 무병장수일 것입니다. 백수를 상징하는 글자와 이미지를 통하여 백 세까지의 장수와 백 가지 복을 염원하는 백수백복도를 색칠을 하며 장수와 무한한 복을 기원하는 조선 시대 사람들의 마음을 엿볼까요?

4권의 컬러링북은 전통문화백과사전, 국립민속박물관, 나무위키, 다음블로그:사색의 향기(송광호칼럼)의 자료를 참고 활용하였습니다.
귀중한 자료에 감사드립니다.

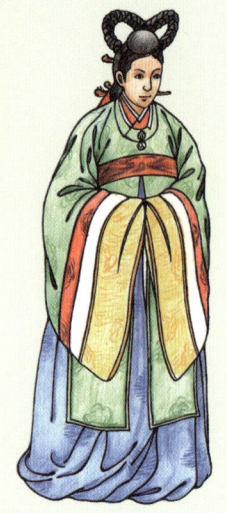

prologue

이 책을 펴내며

"
간절한 인간의 염원을 화려함으로 때로는 소박함으로 풀어낸 민화 이야기입니다

우리 민화의 역사는 고려 시대부터 시작되어 조선 시대에 이르는 전통문화의 한 장르로 이어져 내려오고 있습니다.

당시에는 도교 사상 및 신선계 사상에서 비롯된 다양한 이미지로 표현된 상징물을 담아 기구하였습니다.

왕세자의 국혼, 대왕대비나 왕비의 회갑연 등 궁중의 주요 행사와 장식용으로 사용된 전문 화원이 그린 십장생도를 비롯하여 서민들의 다산, 무병장수, 입신양명, 재물에 대한 염원을 다양한 민화로 표현하였습니다.

이러한 인간의 소박한 삶과 간절함이 그대로 투영된 민화는 오늘날에 이르러서는 해, 달, 구름, 물, 돌, 소나무, 대나무, 영지, 거북, 학, 사슴 등 장수를 상징하는 사물을 주제로 한 대표적인 민화인 십장생도를 비롯한 다양한 내용을 담고 있는 민화는 전통예술의 계승과 민화의 재해석 및 우리 문화 즐기기를 위해 민화 동아리 및 민화 애호가들에 의해 민화 전문 잡지의 발간 등으로 활성화되고 있습니다.

진정한 K 문화로 거듭나는 우리 민화에 대한 이해의 첫걸음으로 민화 컬러링북을 기획하였습니다. 기존 민화의 구도 및 주제를 색칠하기 편리하게 정리하였으며 현대적인 감각으로 구성하였습니다.

우진하우스 편집부

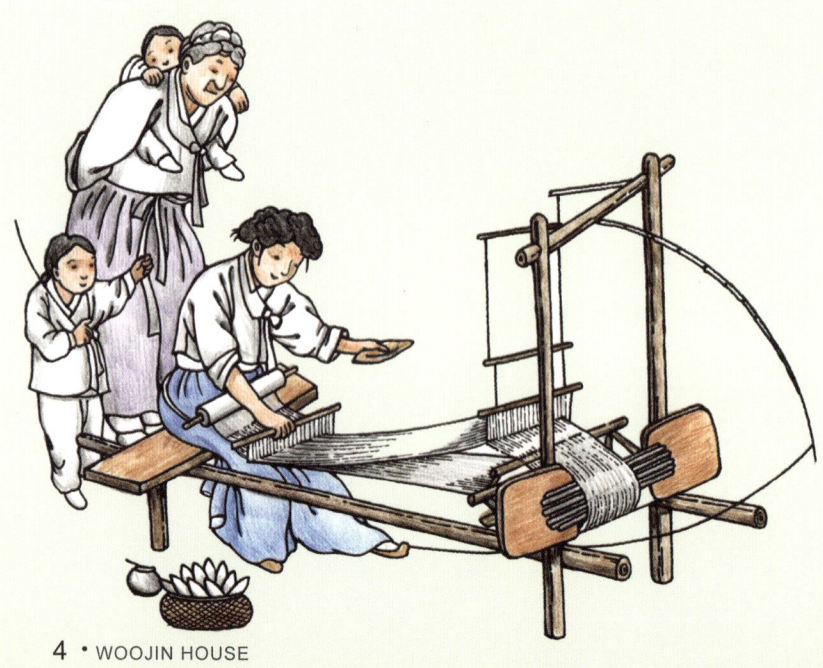

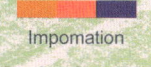

컬러링 하기

"
조선 시대 삶의 엿보기를
부드러운 색연필을 이용해 시작해봅니다

색연필은 색연필 이외에 또 다른 준비물이 필요 없고 누구나 어디서나 간편하게 사용할 수 있는
최상의 컬러링 도구입니다.
색연필의 특성에 따른 컬러링 방법 몇 가지를 안내하여드리니 참고하세요.

❶ 진한색부터 색칠합니다.

색연필로 두 가지 이상의 색을 덧칠할 경우 먼저 칠 한색이 화지의 표면을 덮게 되어 그 위에 색칠하면 발색이 현저히 떨어지게 됩니다. 따라서 혼색 시에는 진한 색(어두운색)을 먼저 칠한 후 엷은 색(밝은 색)의 차례로 색칠하시면 발색이 자연스럽습니다.

❷ 힘 조절에 따라 농도가 달라집니다.

색연필은 손의 힘 조절에 따라서 색의 농담이 사뭇 달라집니다. 이러한 특징을 활용해 적절한 힘의 조절을 통해 더욱 입체감 있는 표현을 즐길 수가 있습니다.

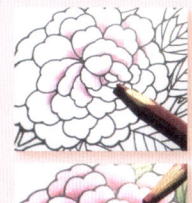 꽃잎의 어두운 부분(그림자 부분)을 같은 계열의 색 가운데 진한 색으로 먼저 색칠하여보세요.

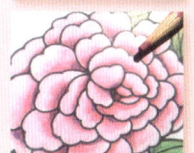 꽃잎의 어두운 부분(그림자 부분)을 색칠한 후 나머지 밝은 부분은 같은 계열의 밝은 색으로 색칠하여 마무리합니다.

 연잎의 가운데(어두운 부분)을 같은 녹색 계열 중 진한 색을 찾아 먼저 색칠하여봅니다.

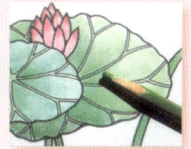 어두운 부분의 색칠이 끝나면 녹색(연두색) 계열의 색 가운데 어울리는 녹색(연두색) 계열의 밝은 색으로 색칠하여 마무리합니다.

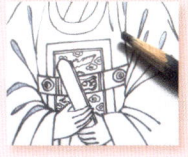 옷 주름(접힌 부분) 부분은 같은 계열의 색 중 어울리는 진한 색으로 색칠하여 줍니다.

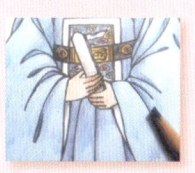 접힌 부분이나 그늘진 부분을 색칠한 후 나머지 부분은 옷을 지배하는 밝은 색으로 적당한 손의 힘 조절을 통해 마감합니다.

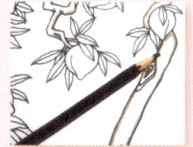 나뭇가지의 가장자리 부분과 나뭇잎 등이 겹치는 부분에는 나뭇가지에 어울리는 색 가운데 진한 색으로 먼저 색칠합니다.

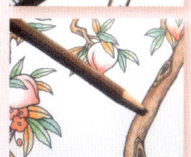 나뭇가지의 밝은 부분에는 같은 계열의 색 중 적당한 명도의 밝은 색으로 힘 조절을 해 가며 입체감 나게 색칠합니다.

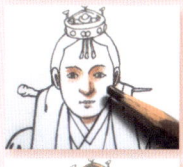 사람의 얼굴 가운데 눈두덩, 코밑, 귀, 목 등 어두운 부분에는 적당한 명도의 그림자 색으로 진하게 색칠합니다.

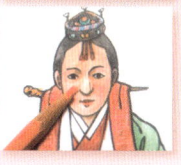 얼굴의 나머지 부분에는 살 색(살구색)으로 전체적으로 색칠을 해나가며 손의 힘 조절을 통해 입체감이 나도록 색칠하여 보세요.

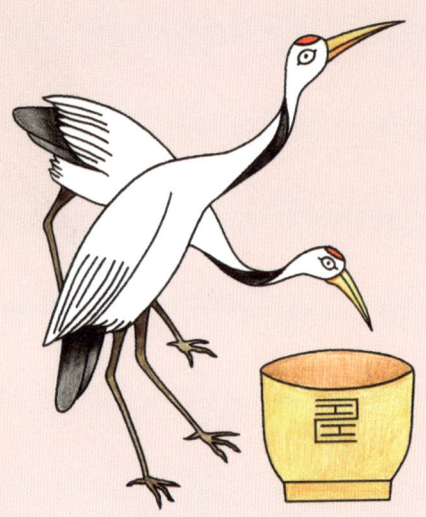

무병장수를 기원하는
백수백복도

장수를 부르는
컬러링북

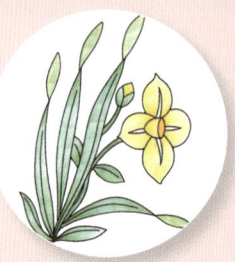
난초도 10

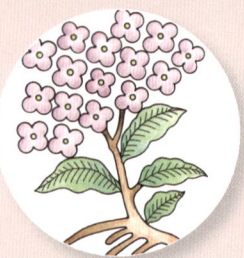
수련도 12

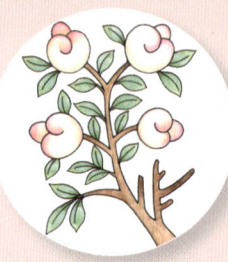
천도도 14

첨과도 16

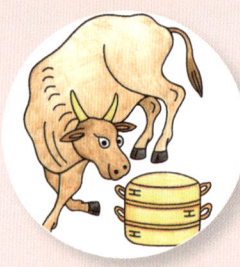
우복도 18

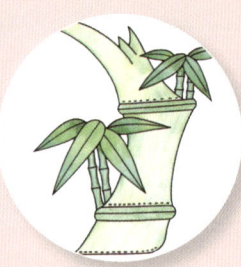
죽도 20

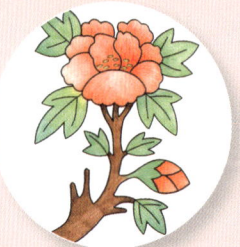
모란도 22

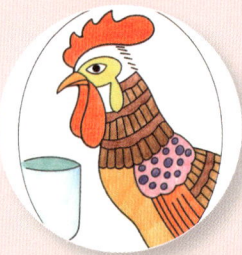
계복도 24

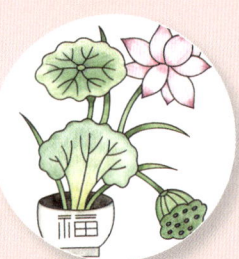
연화도 26

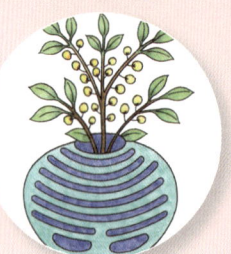
장수도 28

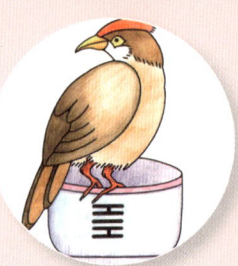
작수도 30

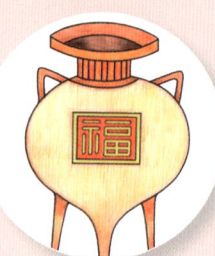
정복도 32

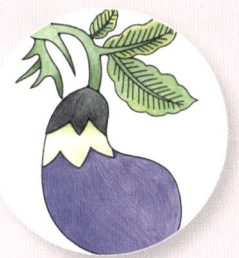
가자도 34

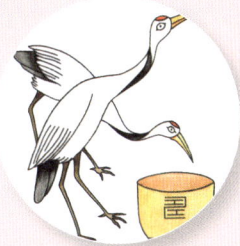
학수도 36

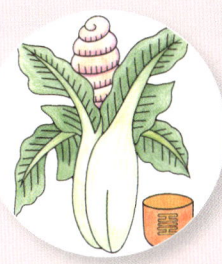
채소도 38

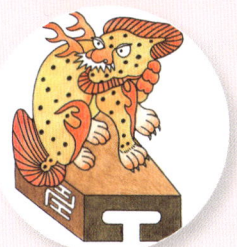
해태도 40

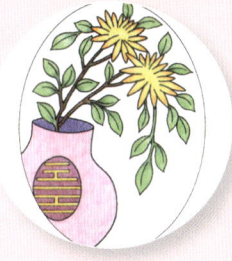
국수도 42

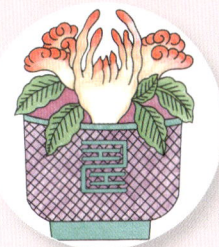
버섯그림 44

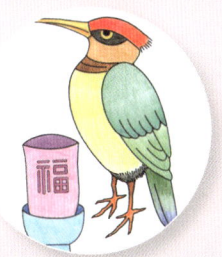
응복도 46

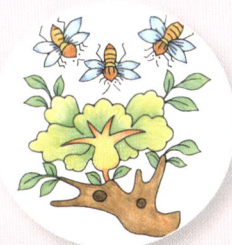
충화도 48

이수도 50

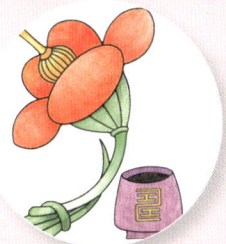
산약도 52

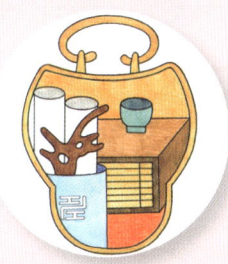
편복도 54

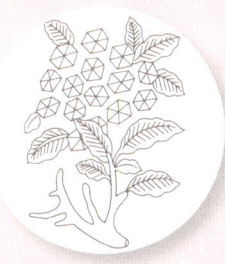
자유롭게 색칠하기 56

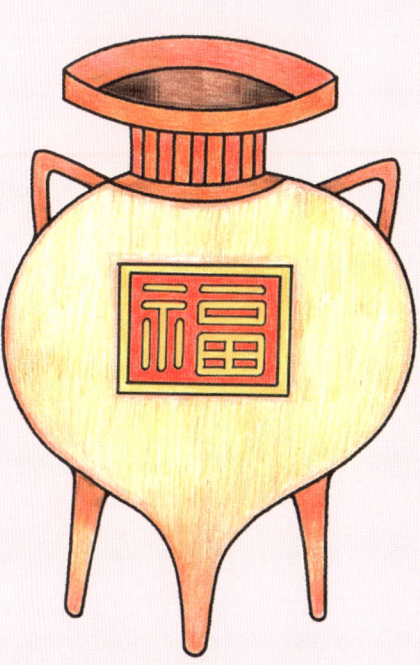

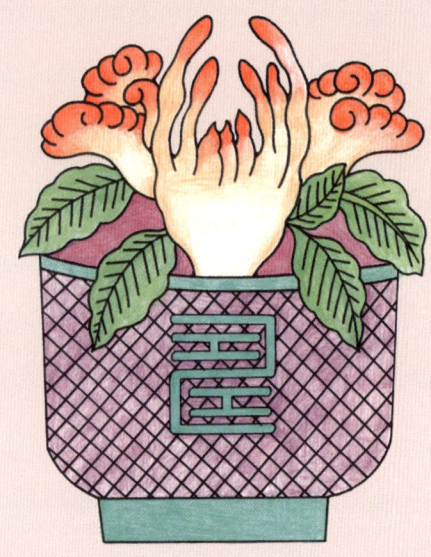

무병장수를
기원하는
백수백복도

장수를 부르는 컬러링북

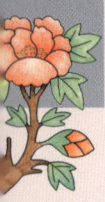

난초도(蘭草圖)

난초의 청아한 아름다운 꽃과 푸른 긴 잎은 난초의 오래살이를 통해 단아한 노년의 기대와 장수를 상징합니다.

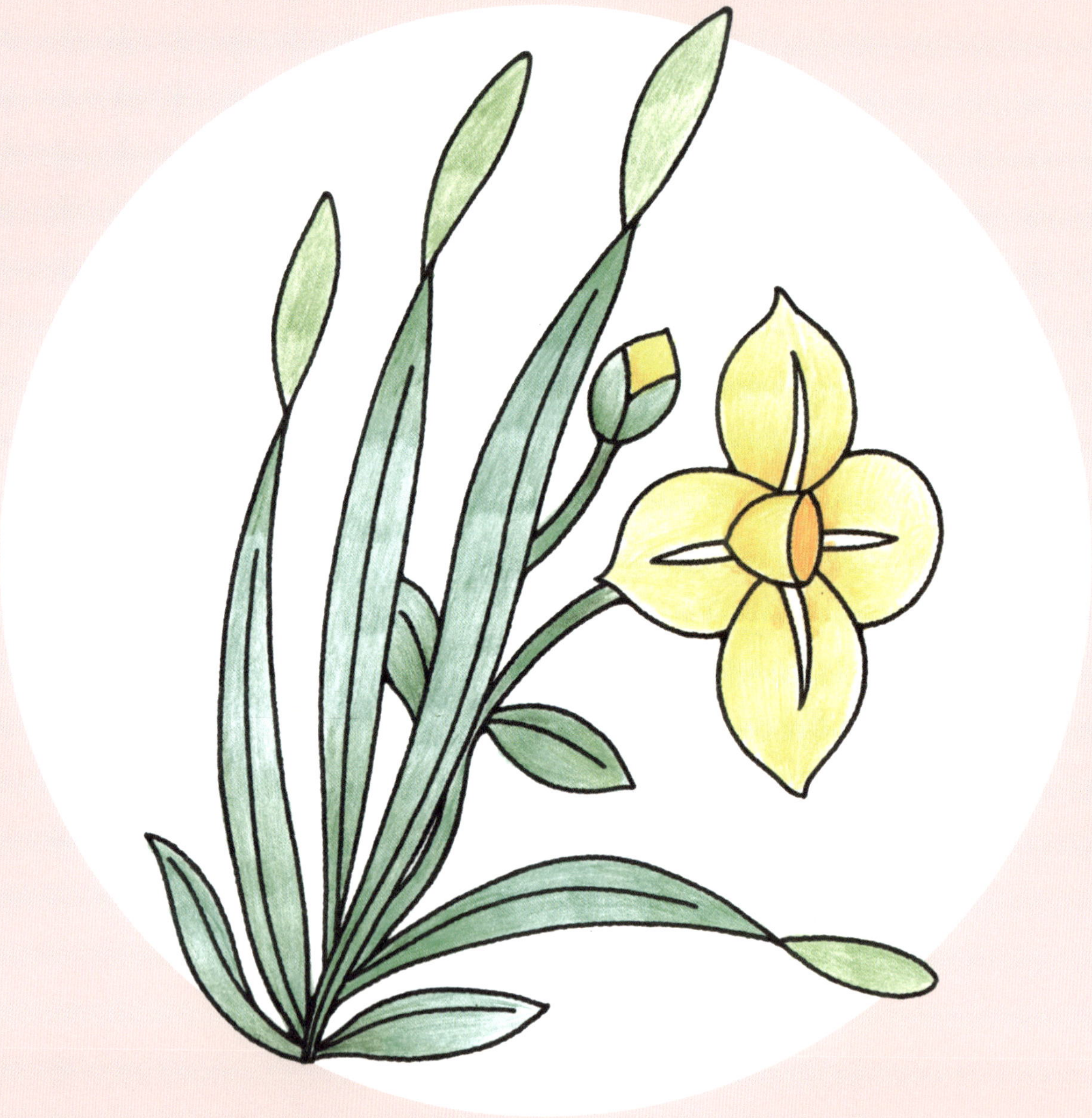

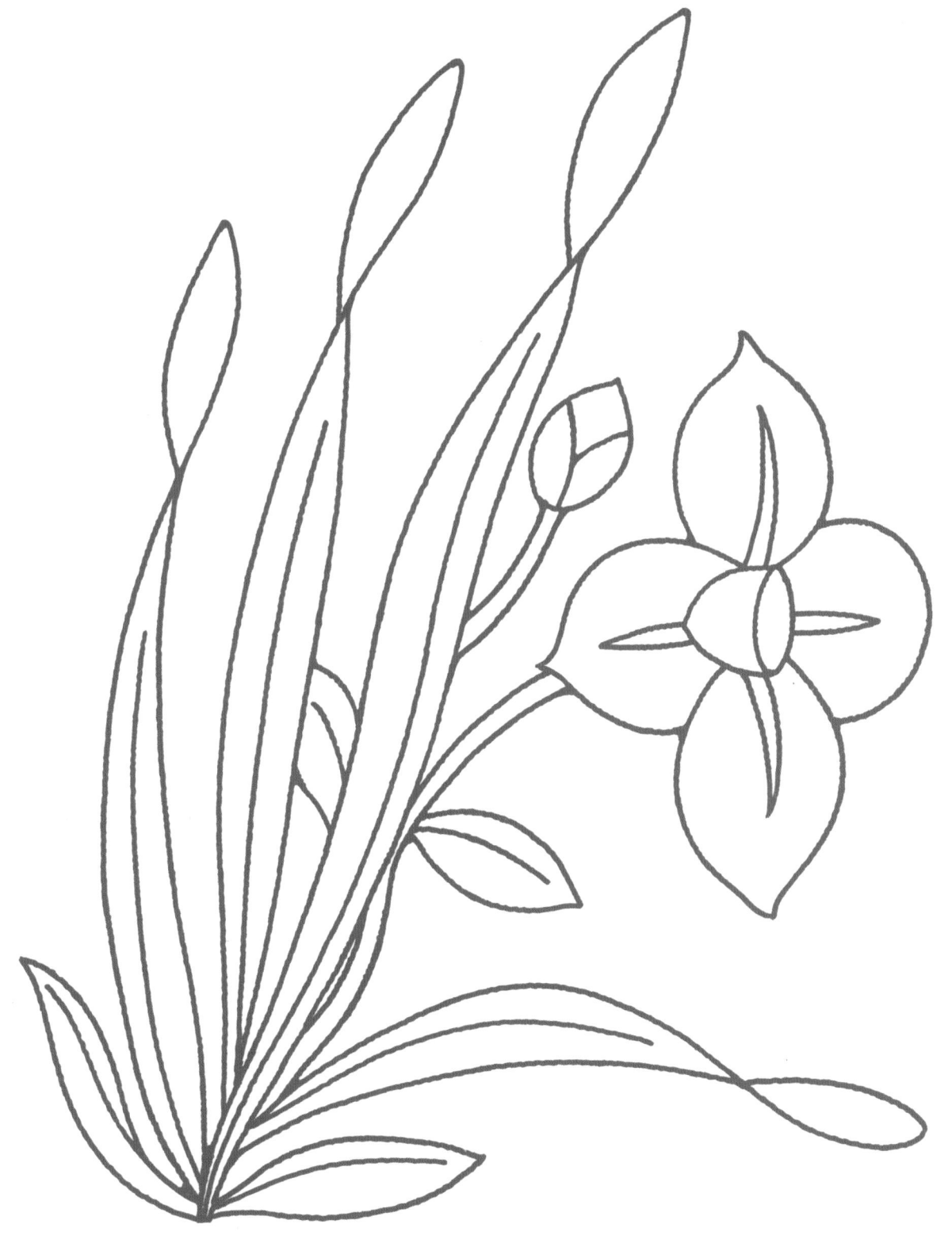

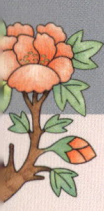

백수백복도를 주제로한 장수를 부르는 컬러링북

수련도(水蓮圖)

많이 핀 꽃들은 재산을 나타내고 수(壽) 자를 형상화한 뿌리 그림은 장수를 의미합니다.

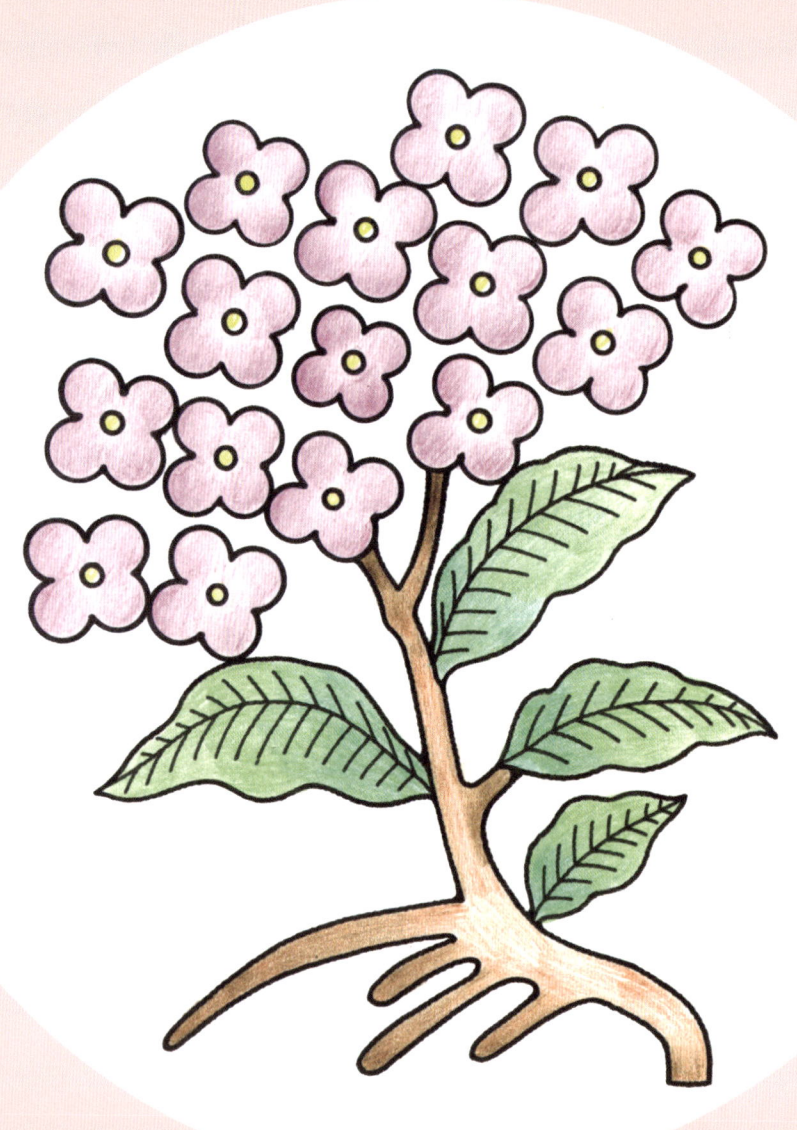

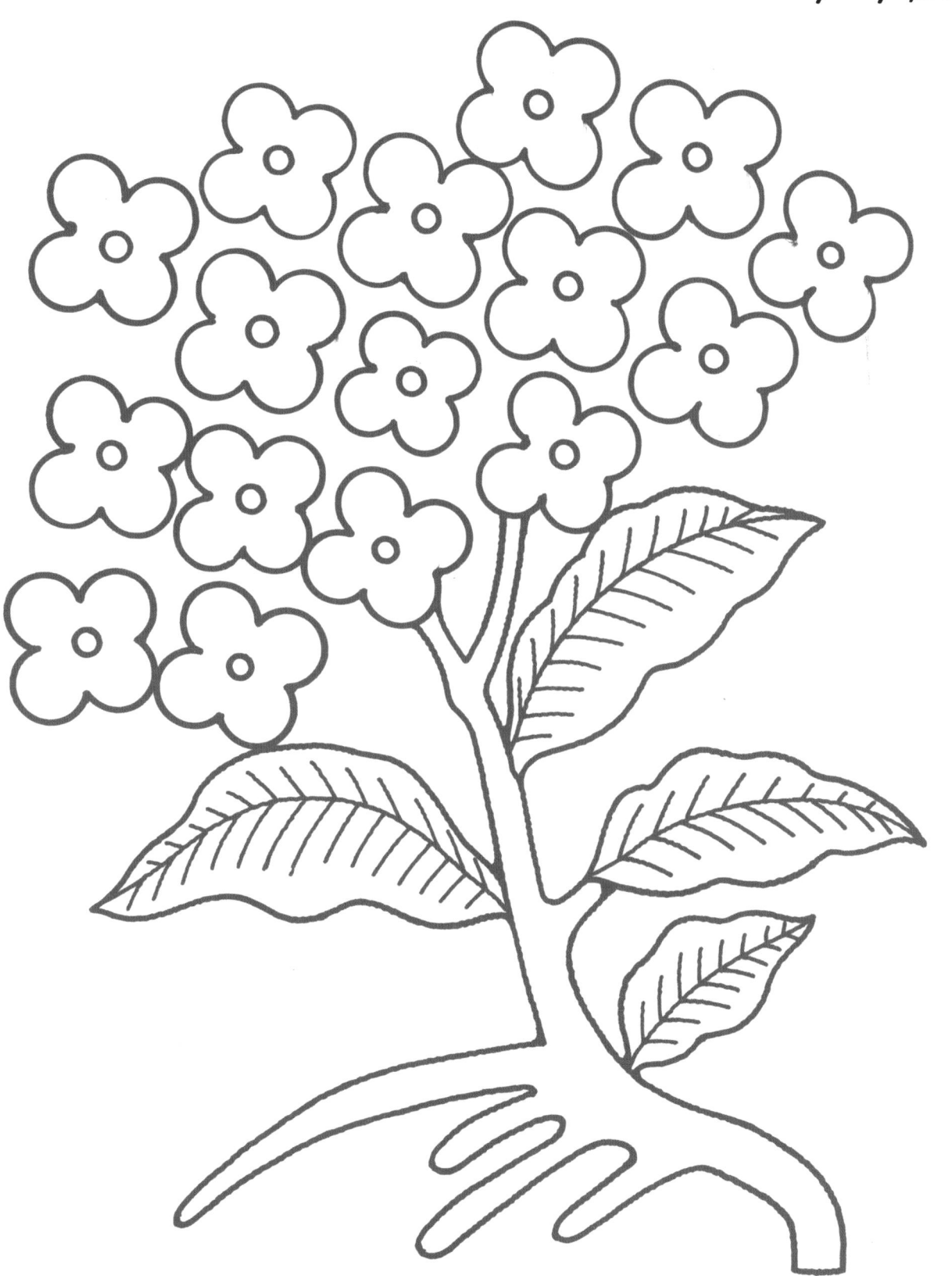

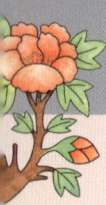

천도도(天桃圖)

수(壽) 자 이미지를 변용한 가지와 많은 잎과 천도복숭아의 이미지는 백 세를 염원하는 소망을 담고 있는 것이 아닐까요?

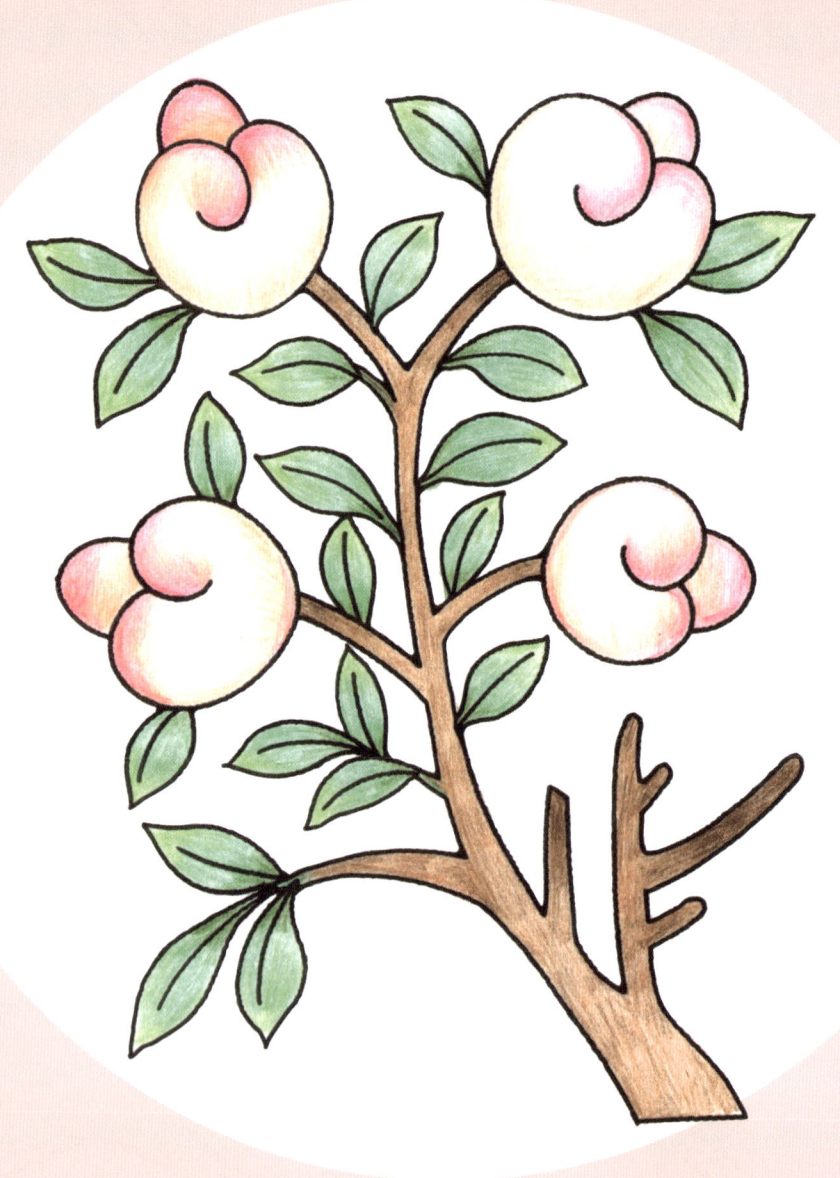

장수를 부르는
박수박복도

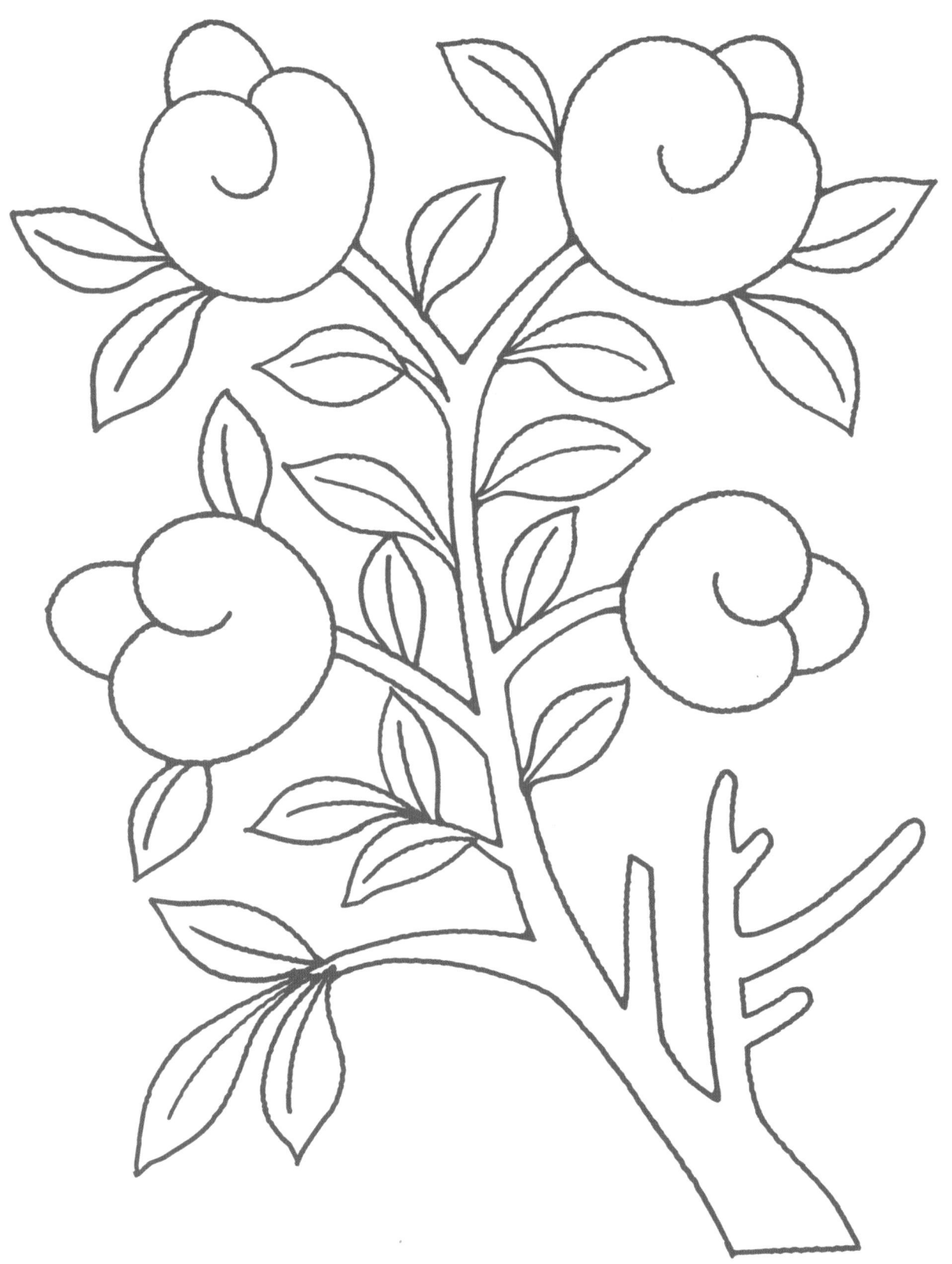

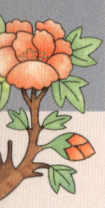

첨과도(甛瓜圖)

참외는 한자로는 '달콤한 오이'(甛瓜 첨과) 또는 '진짜 오이(眞瓜)라고 하는 과일입니다. 씨가 많아 다산(多産), 특히 다남(多男)을 소망하는 이미지로 표현하였다고 생각합니다.

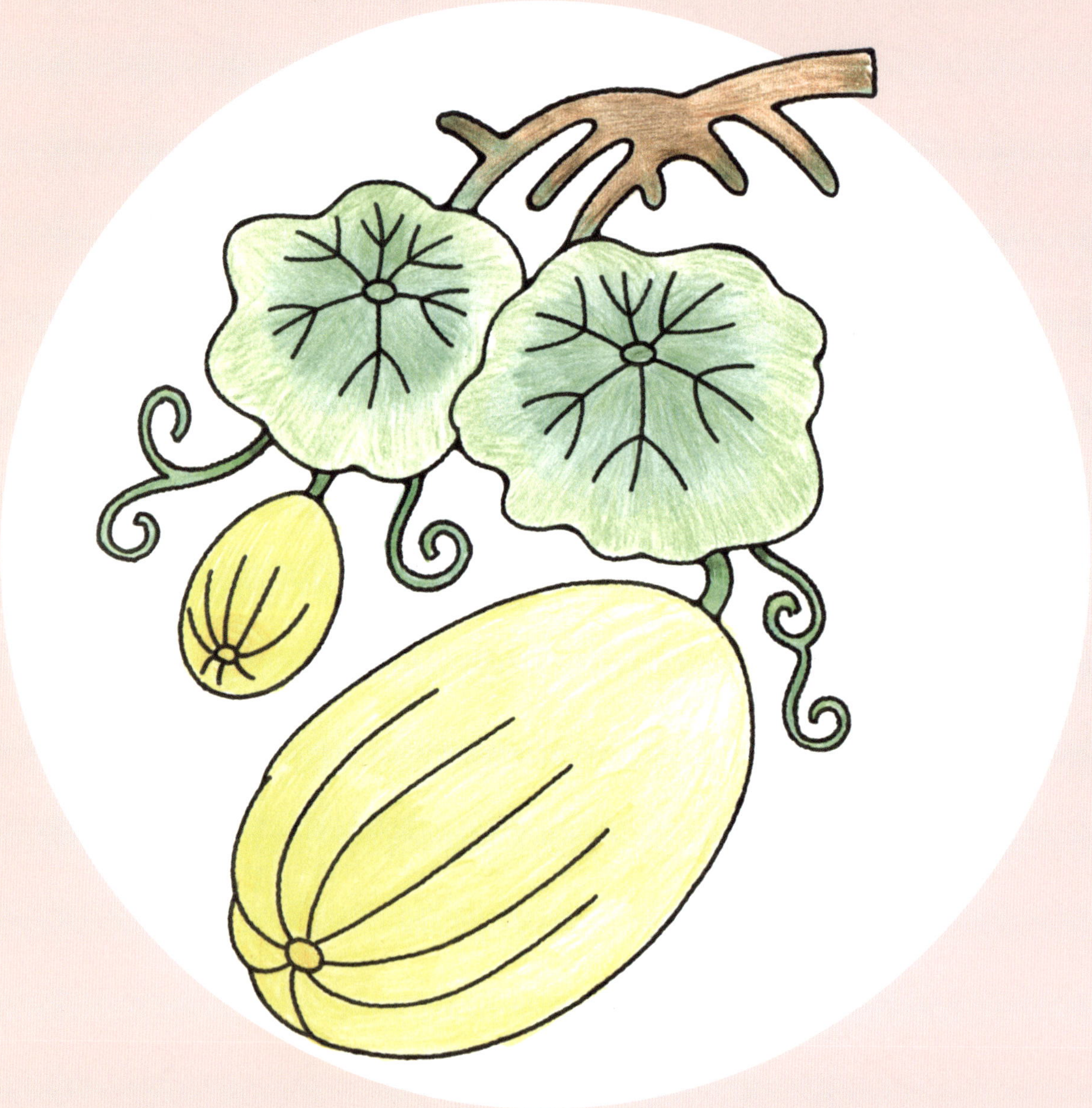

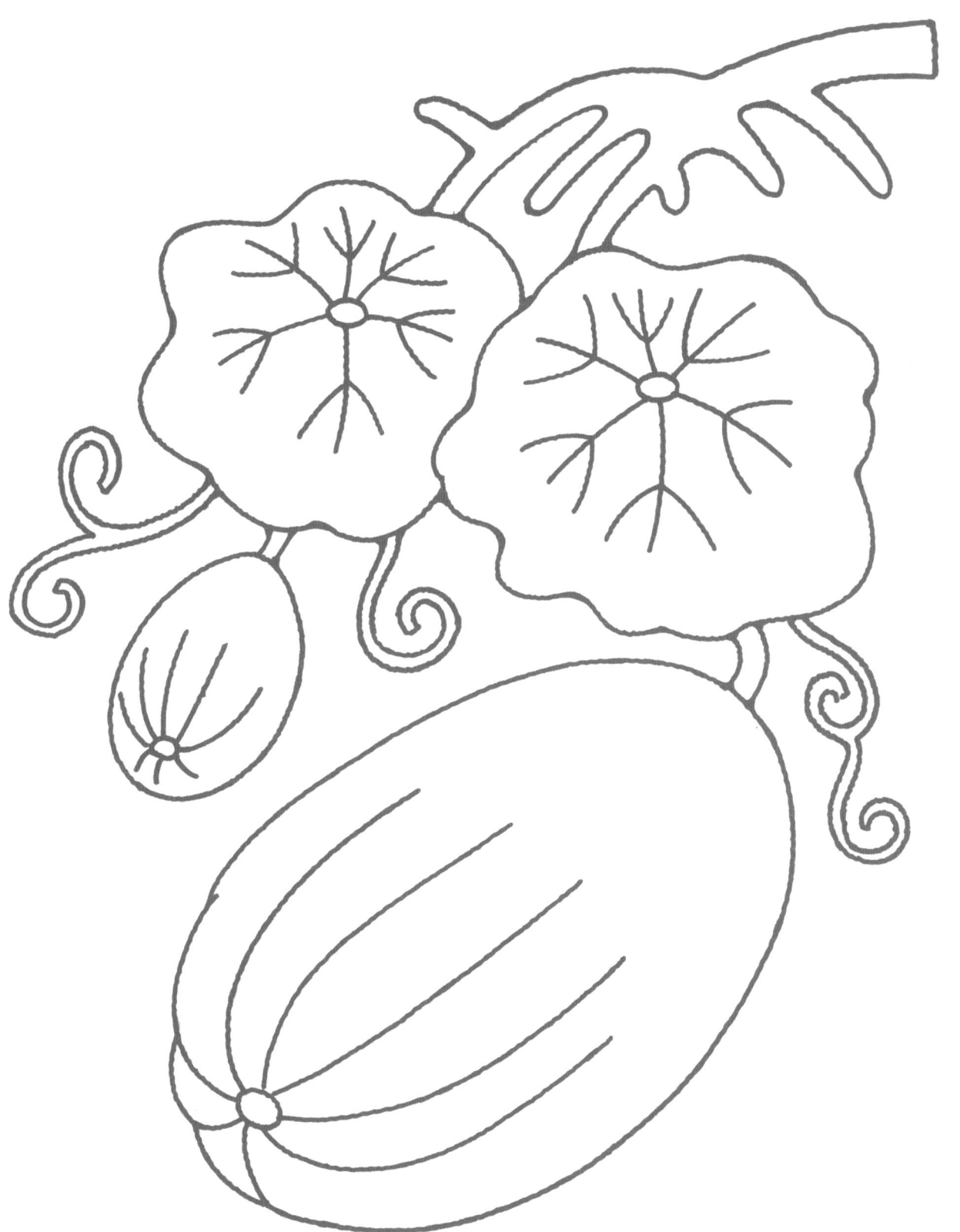

백수백복도를 주제로한 장수를 부르는 컬러링북

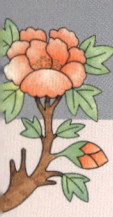

우복도(牛福圖)

소는 우리 농가에 있어 옛날부터 소중한 자산이었습니다. 귀하고 소중한 소가 집안으로 들어와 그릇에 복을 많이 담아 달라는 염원이 담긴 그림입니다.

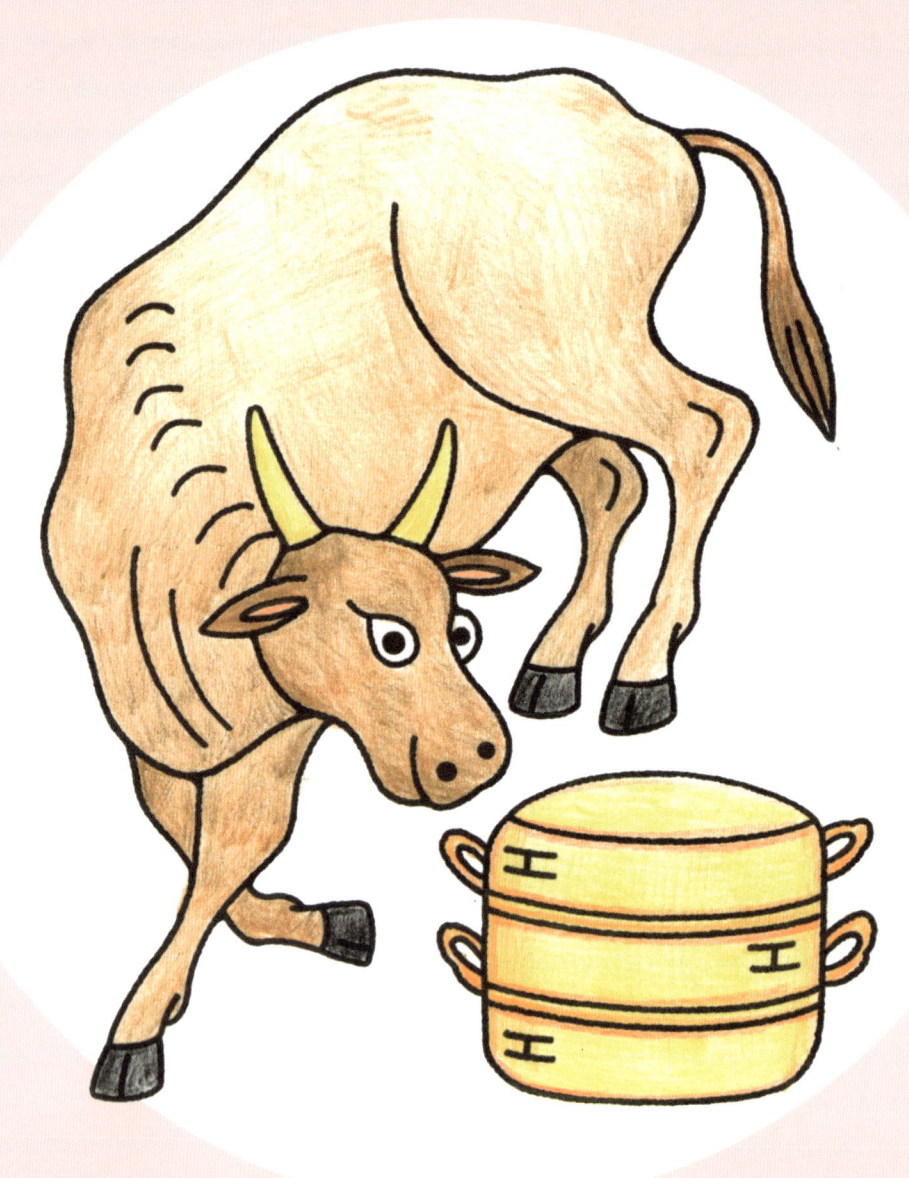

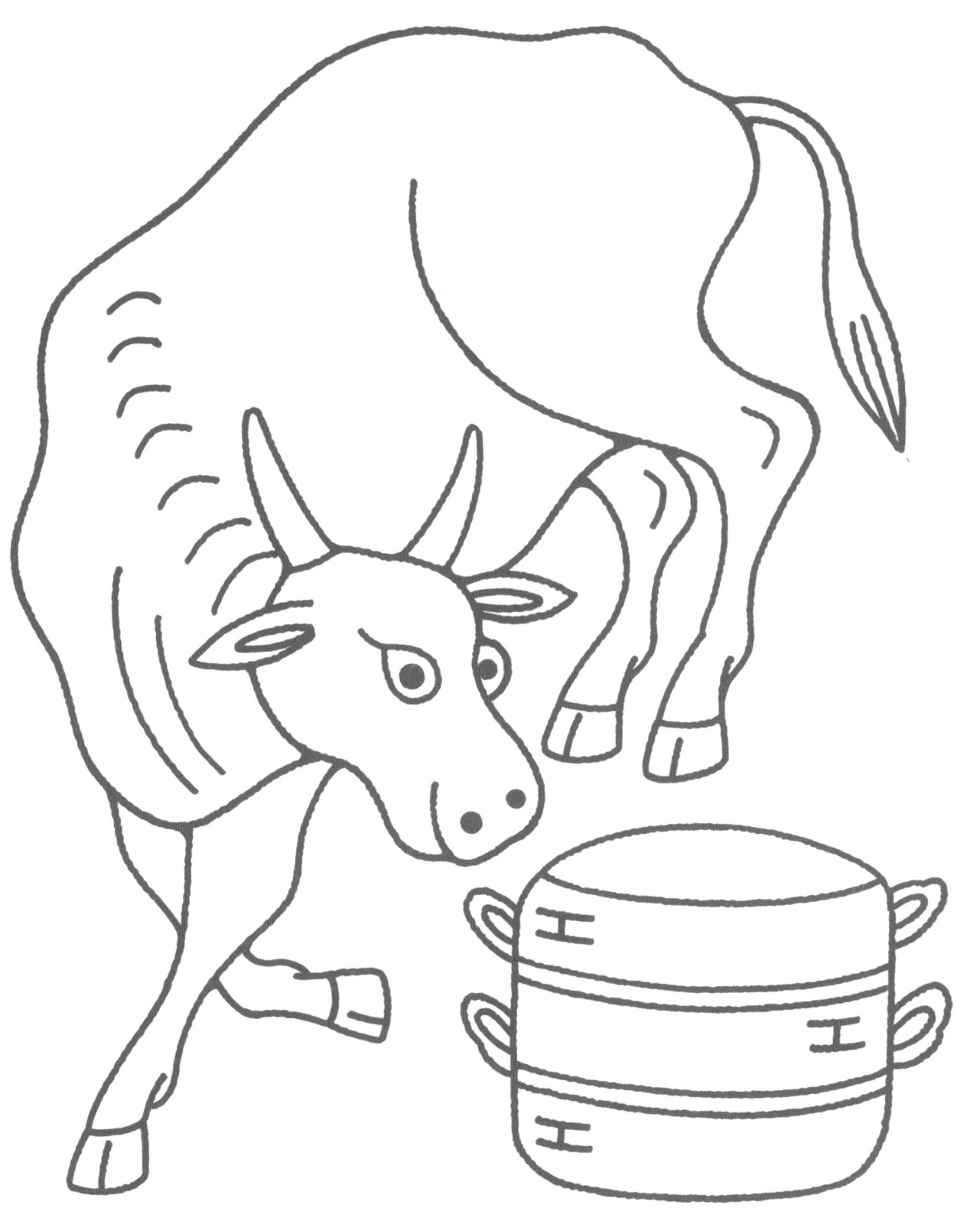

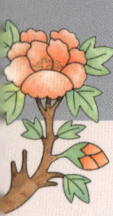

죽도(竹圖)

대나무는 마디가 있어 단단한 식물로 쓰임새도 다양하였습니다. 굳은 마디와 마디의 연결은 흔들림 없는 건강을 대나무의 푸르름은 늘 건강한 젊음을 나타내고 있습니다.

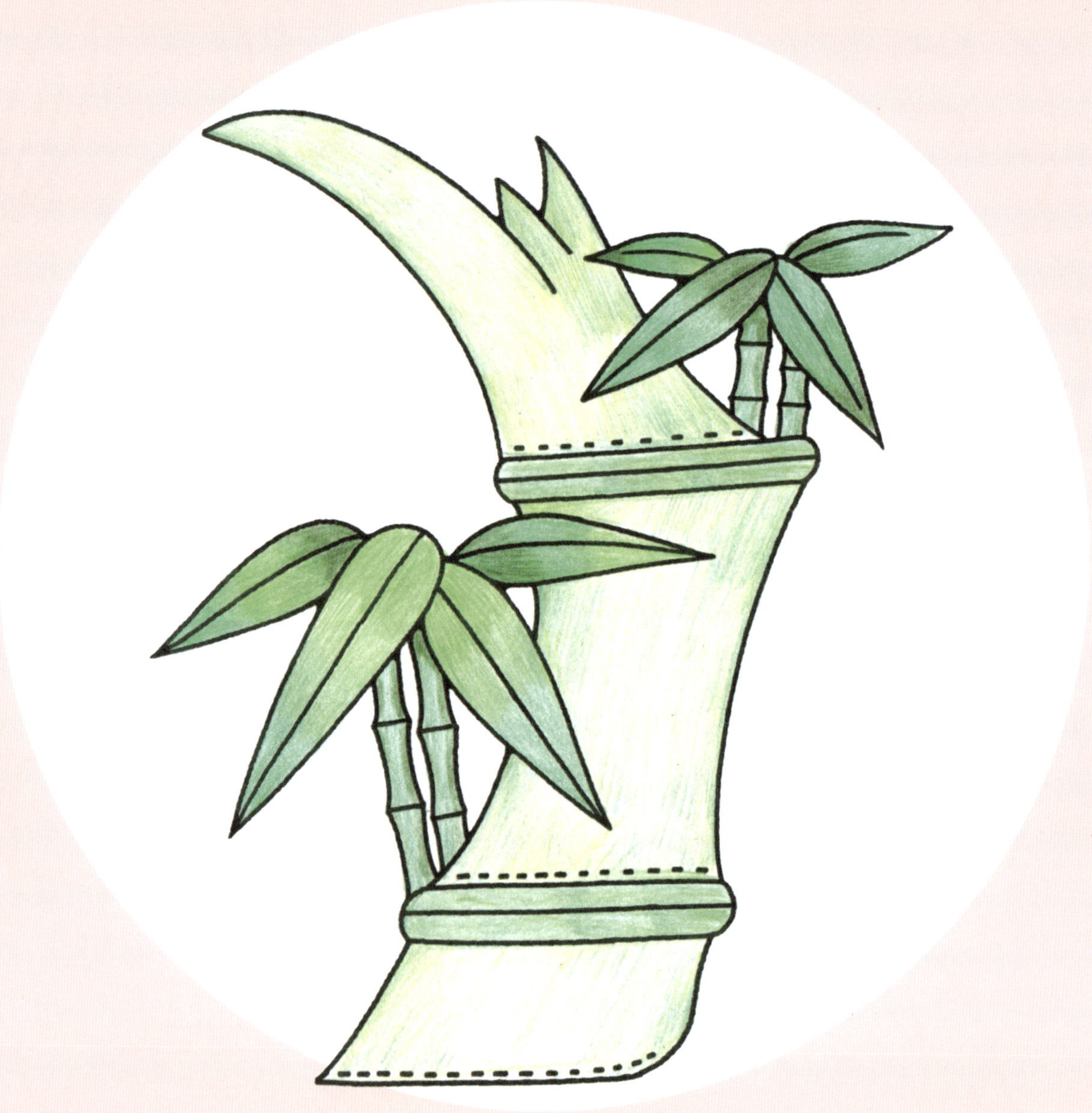

장수를 부르는
백수백복도

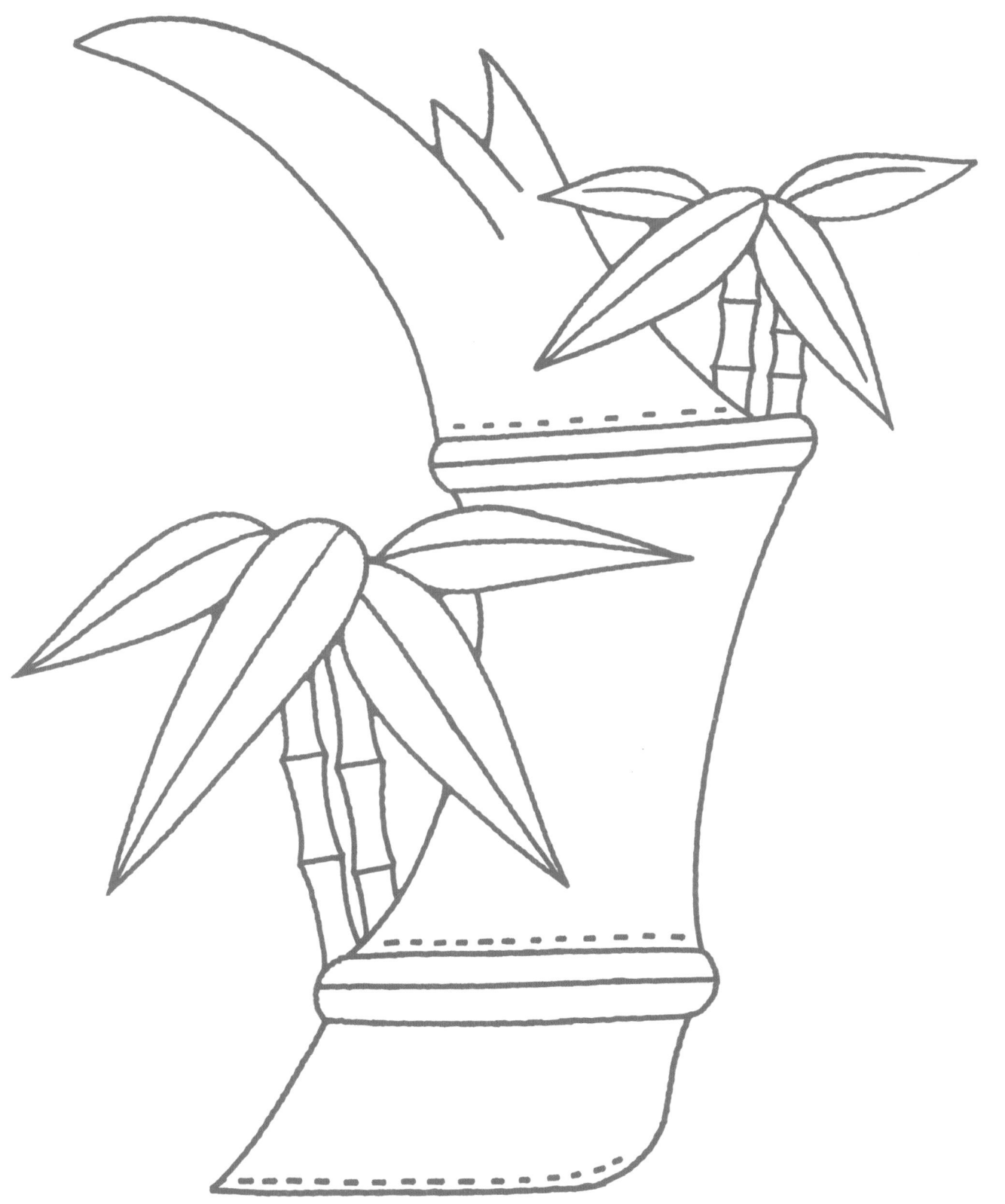

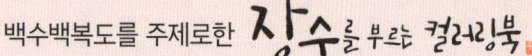
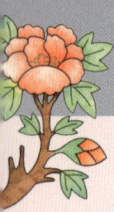

모란도(牡丹圖)

모란은 작약과에 속하는 식물로 모단이라고 읽습니다. 수컷을 의미하는 모(牡) 자에 붉다는 뜻의 단(丹) 자로 득남(得男)을 기원하는 그림입니다.

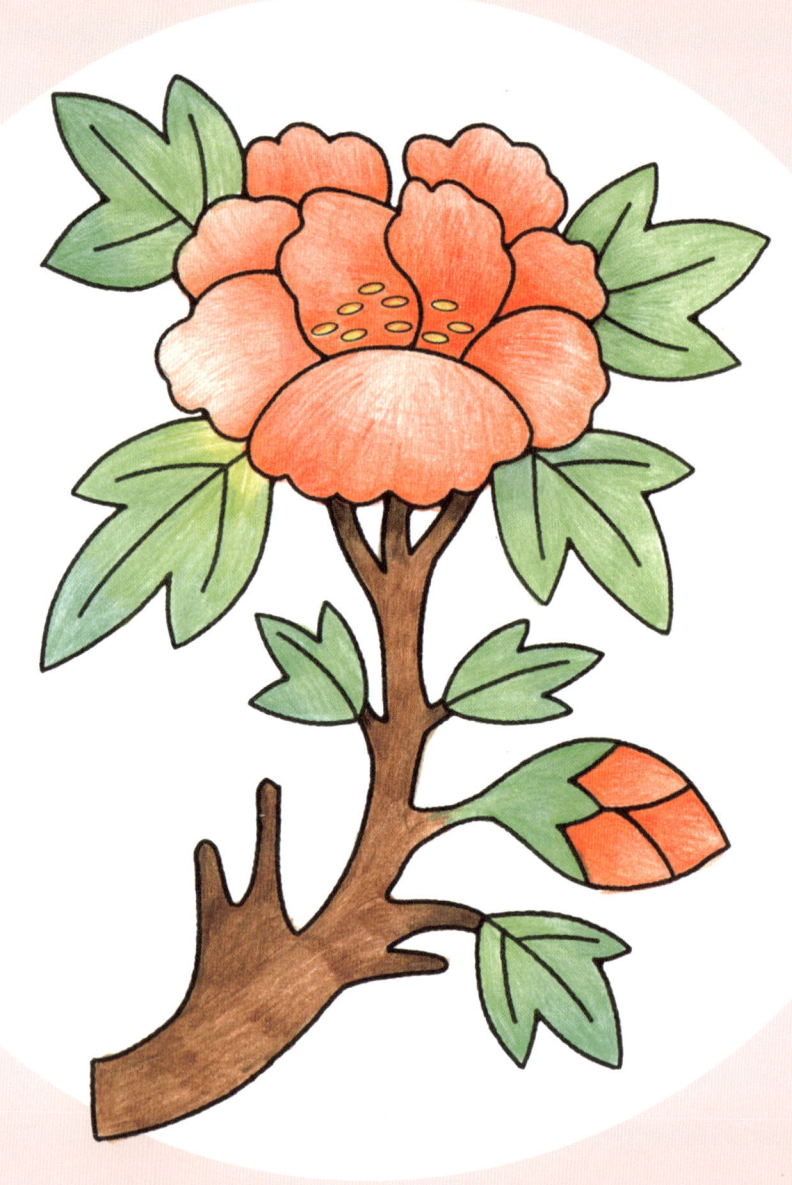

장수를 부르는
박수박복도

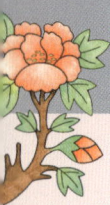

계복도(鷄福圖)

닭(鷄)은 매일 알(계란鷄卵)을 얻는 귀한 가축이었습니다. 계란을 제공하는 닭 그림과 복(福)이 담긴 밥그릇 그림을 통해서 다산(多産)과 풍요의 복을 기원하는 그림입니다.

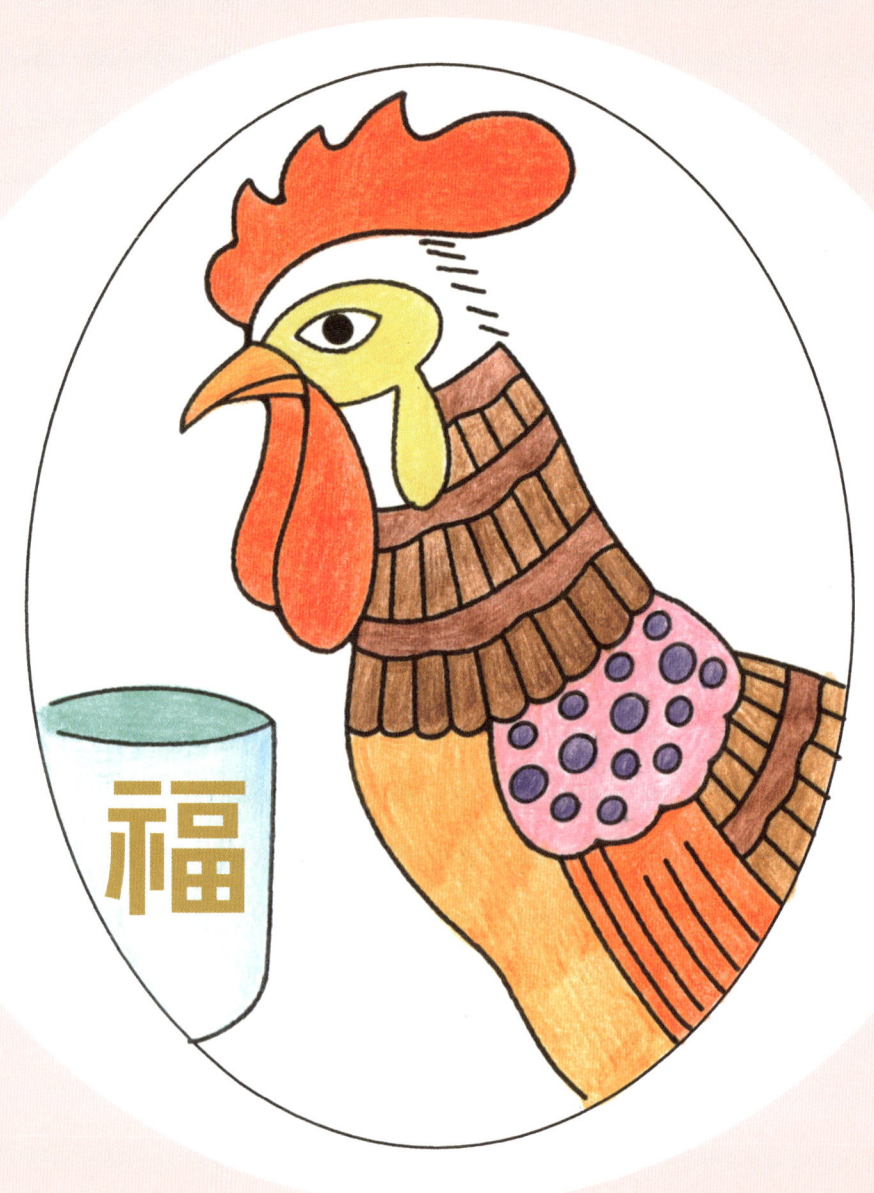

장수를 부르는
백수백복도

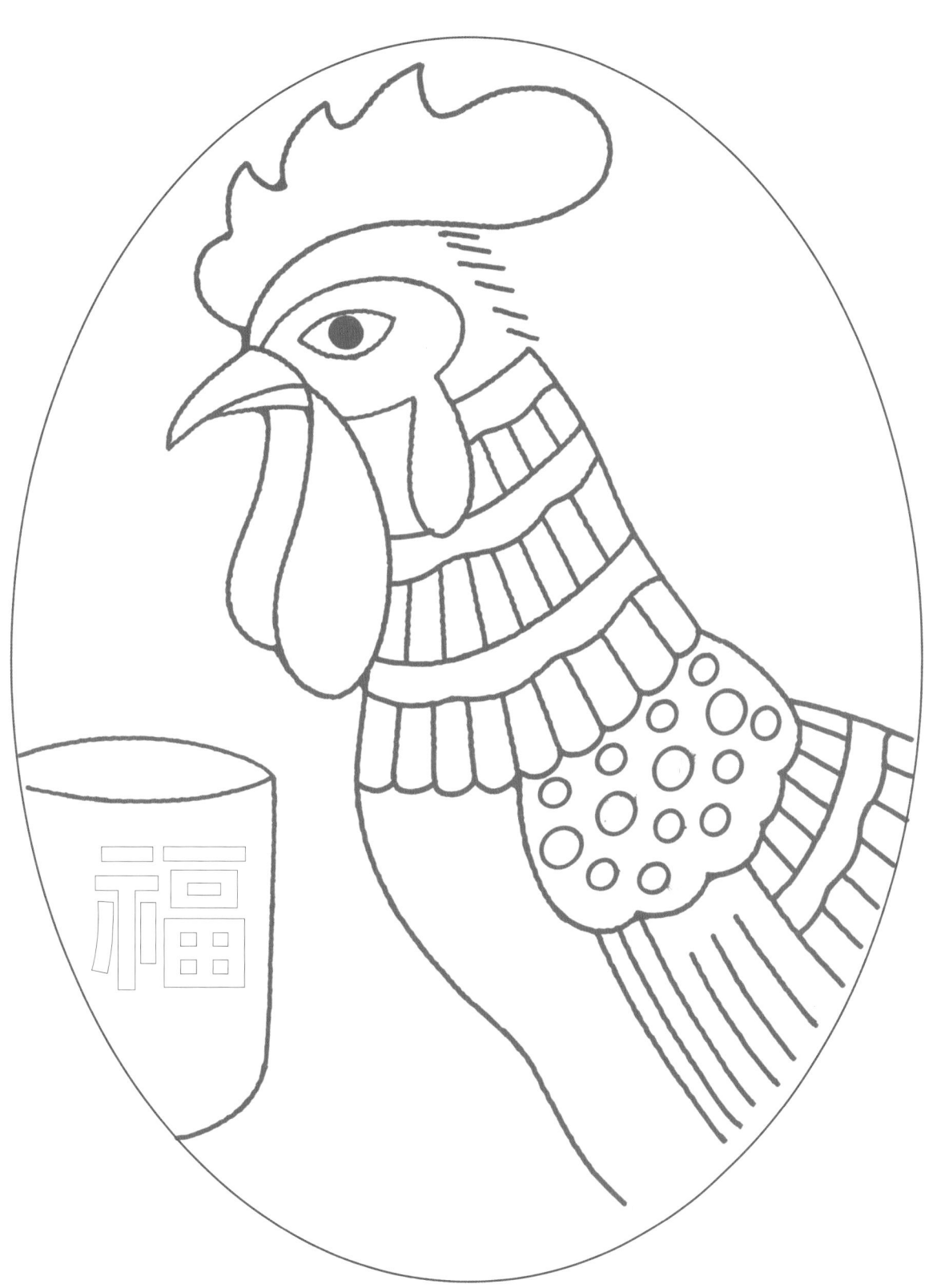

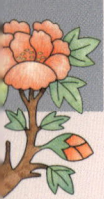

연화도(蓮花圖)

연꽃은 고결한 선비의 상징으로 민화의 주요 소재로 즐겨 사용하였습니다. 연꽃과 더불어 그린 연밥은 다산(多産)을 상징하며 복(福) 자가 있는 화분과 함께 많은 자식을 염원하는 기복의 의미로 그린 그림이라고 하겠습니다.

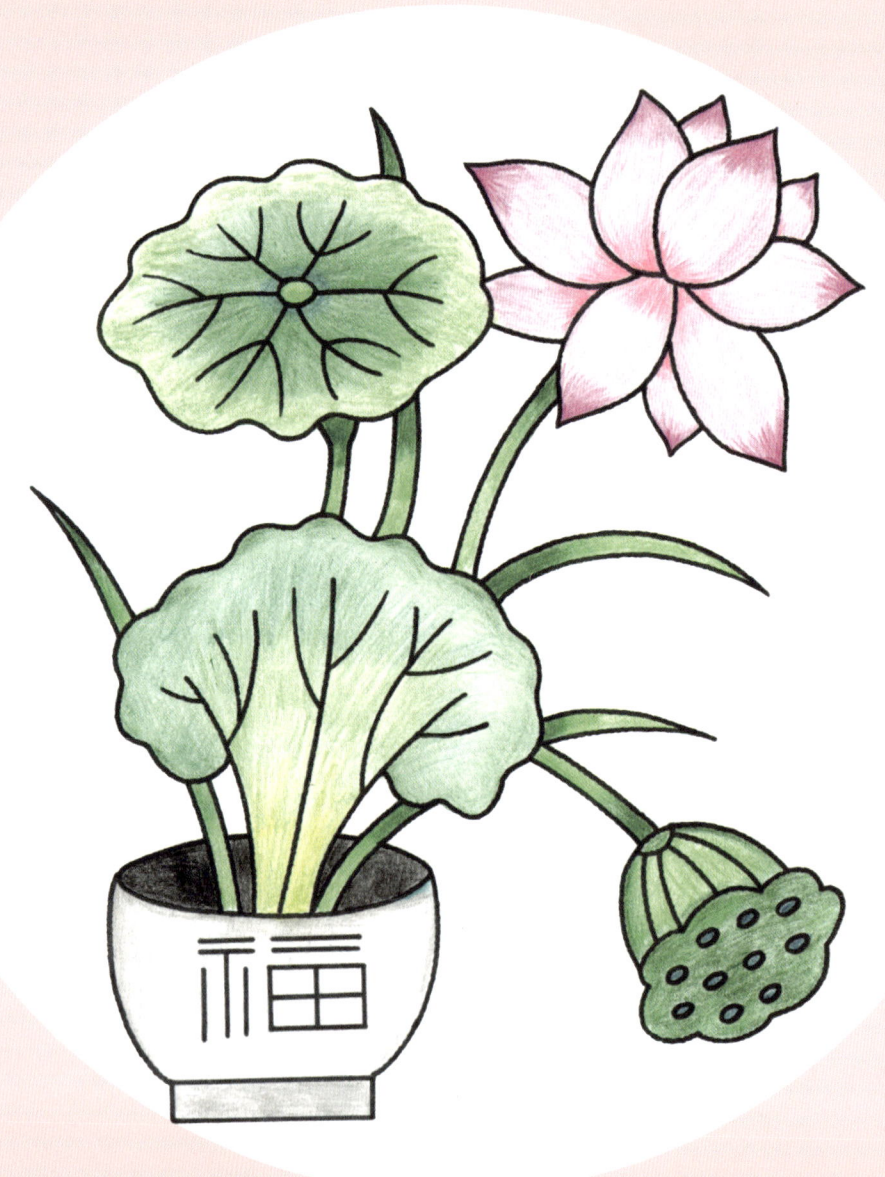

장수를 부르는
박수박복도

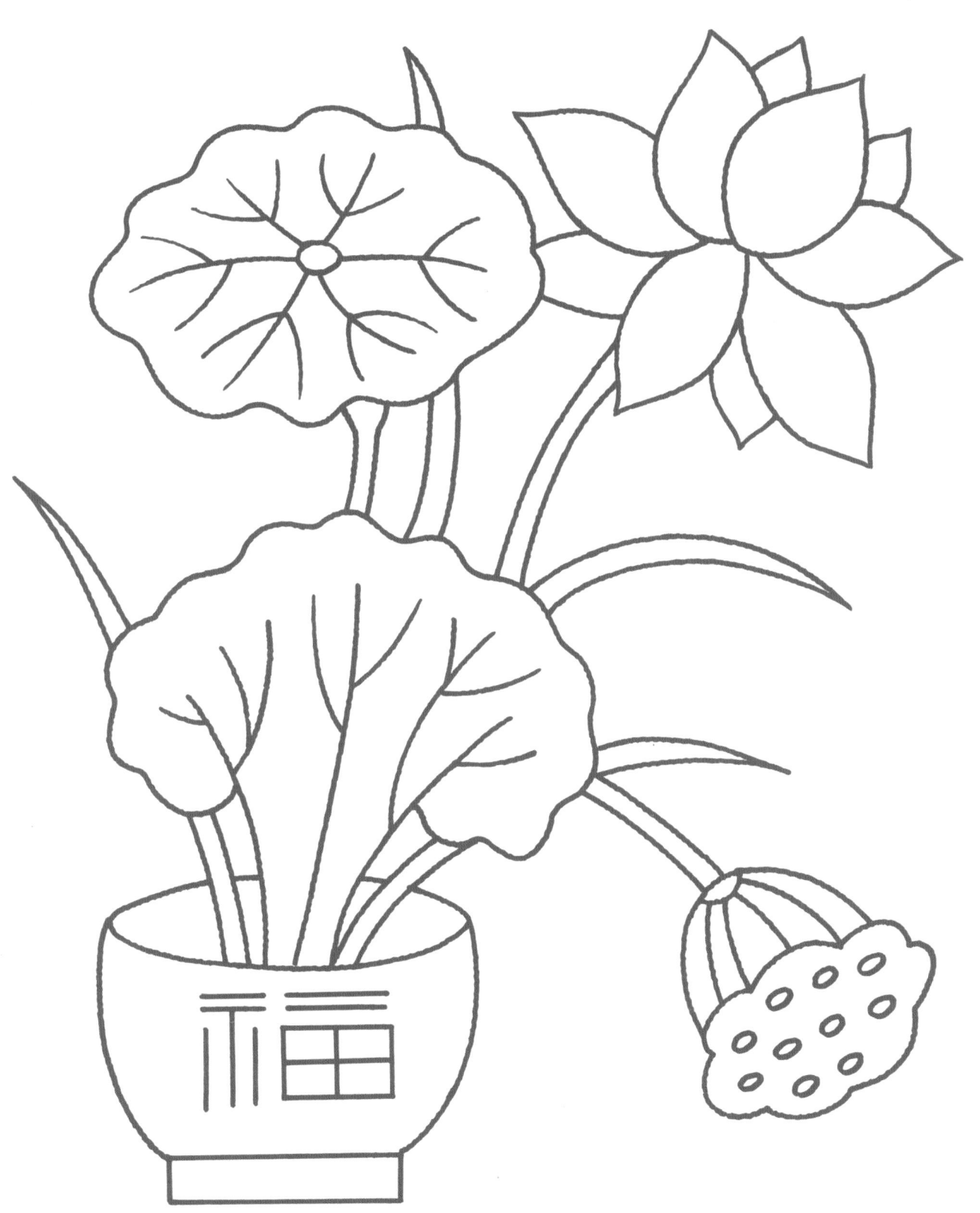

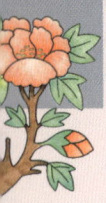

백수백복도를 주제로한 장수를 부르는 컬러링북

장수도(長壽圖)

연꽃은 고결한 선비의 상징으로 민화의 주요 소재 많은 열매가 달린 식물이 항아리에 꽂힌 그림으로 백세를 염원하는 소망을 표현한 그림입니다. 수(壽) 자를 변용한 무늬가 항아리를 장식하고 있습니다.

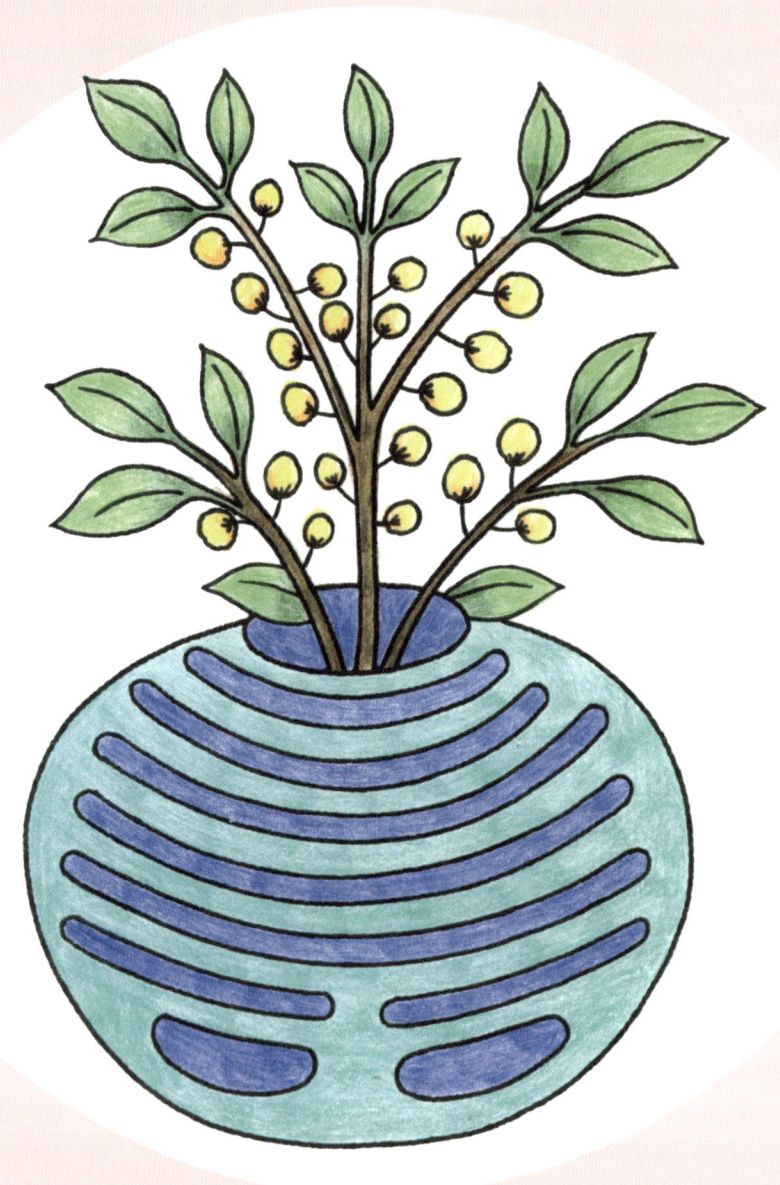

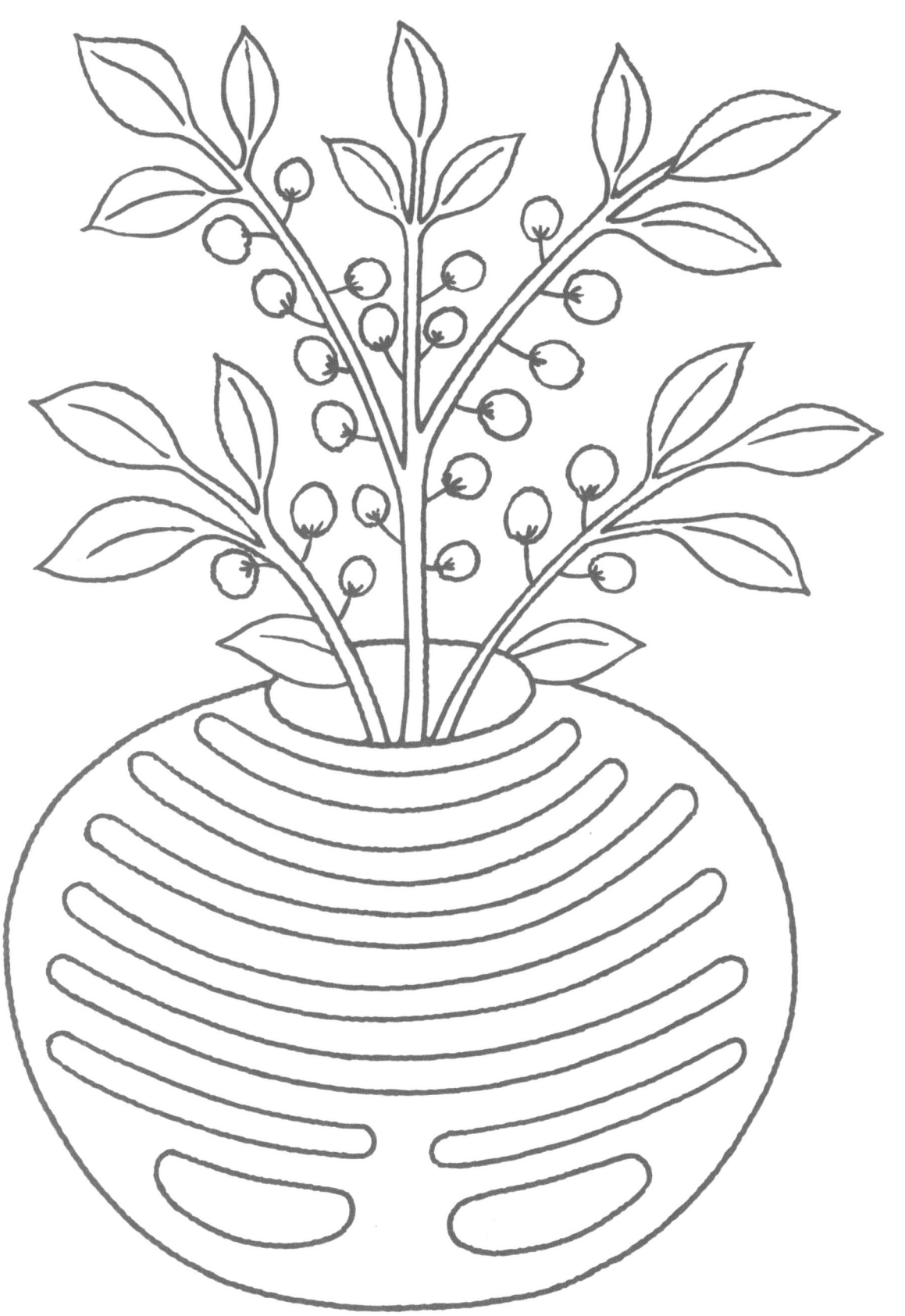

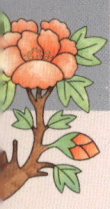

작수도(雀壽圖)

참새가 수(壽) 자로 장식한 밥그릇에 앉아 있는 그림으로 모이를 구하려 이른 새벽부터 활동하는 참새와 같은 부지런함으로 백 세를 소망하는 의미를 담은 그림입니다.

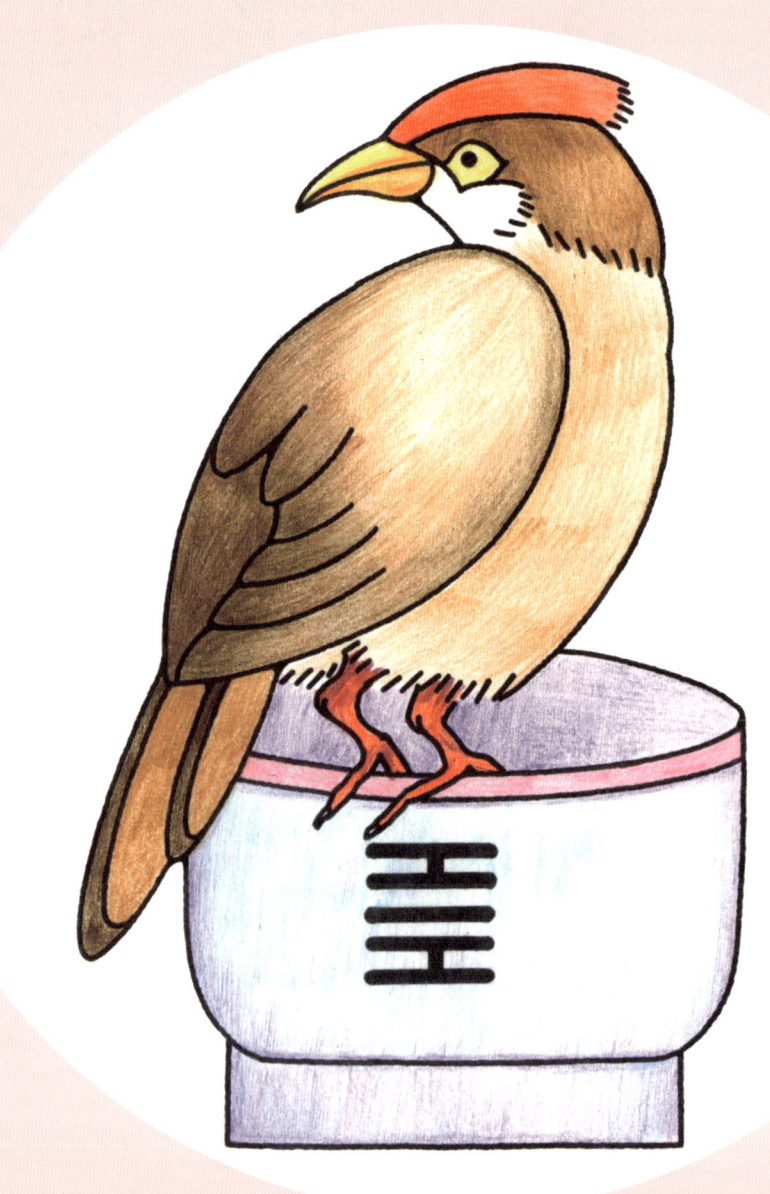

장수를 부르는
백수백복도

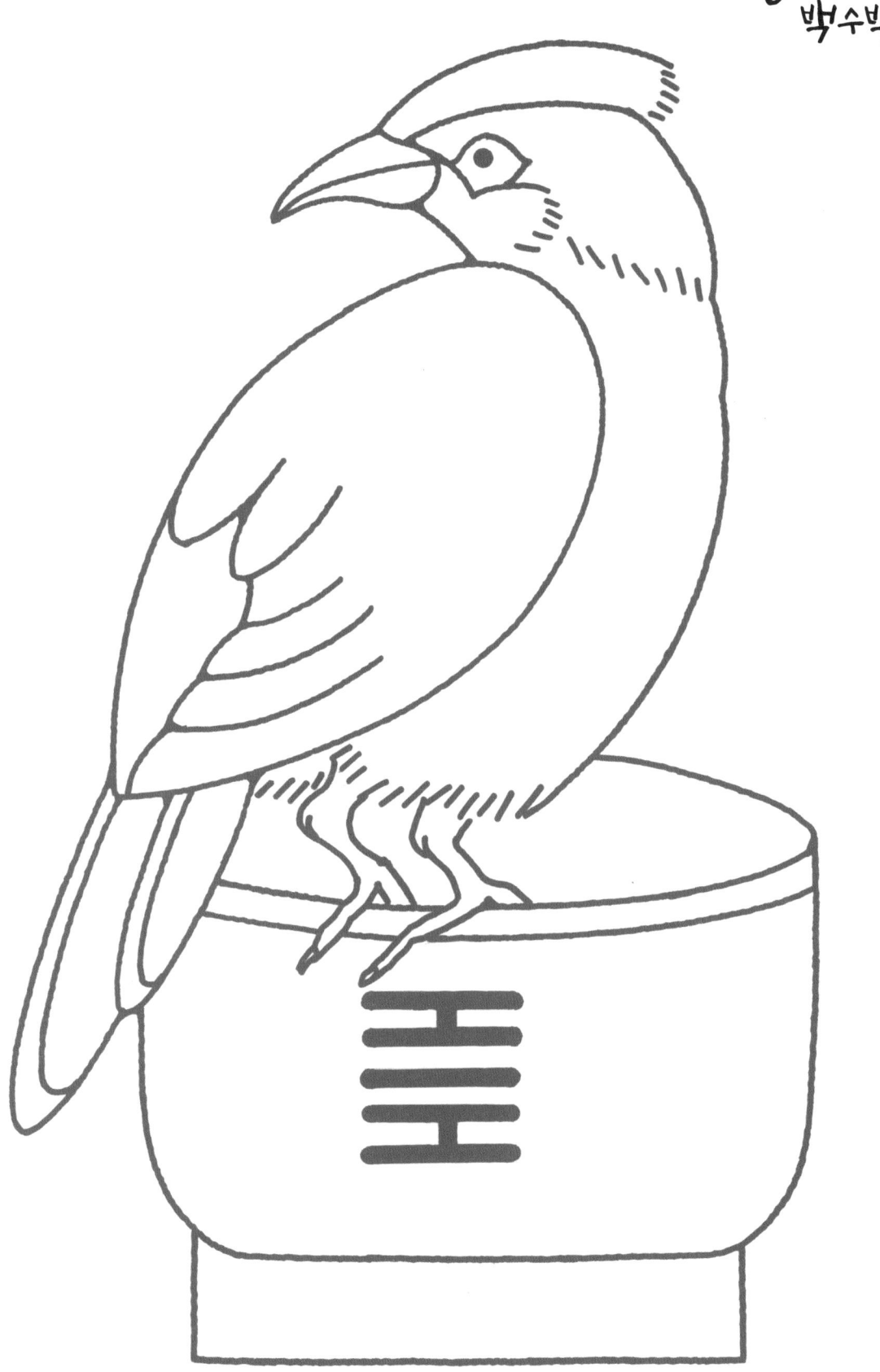

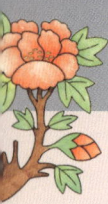

정복도(鼎福圖)

솥 그림의 이미지를 형상화한 글자가 솥'정(鼎)'자입니다. 솥 그림에 복'복(福)'로 장식하여 복을 염원하는 간절함을 직설적으로 표현한 그림입니다.

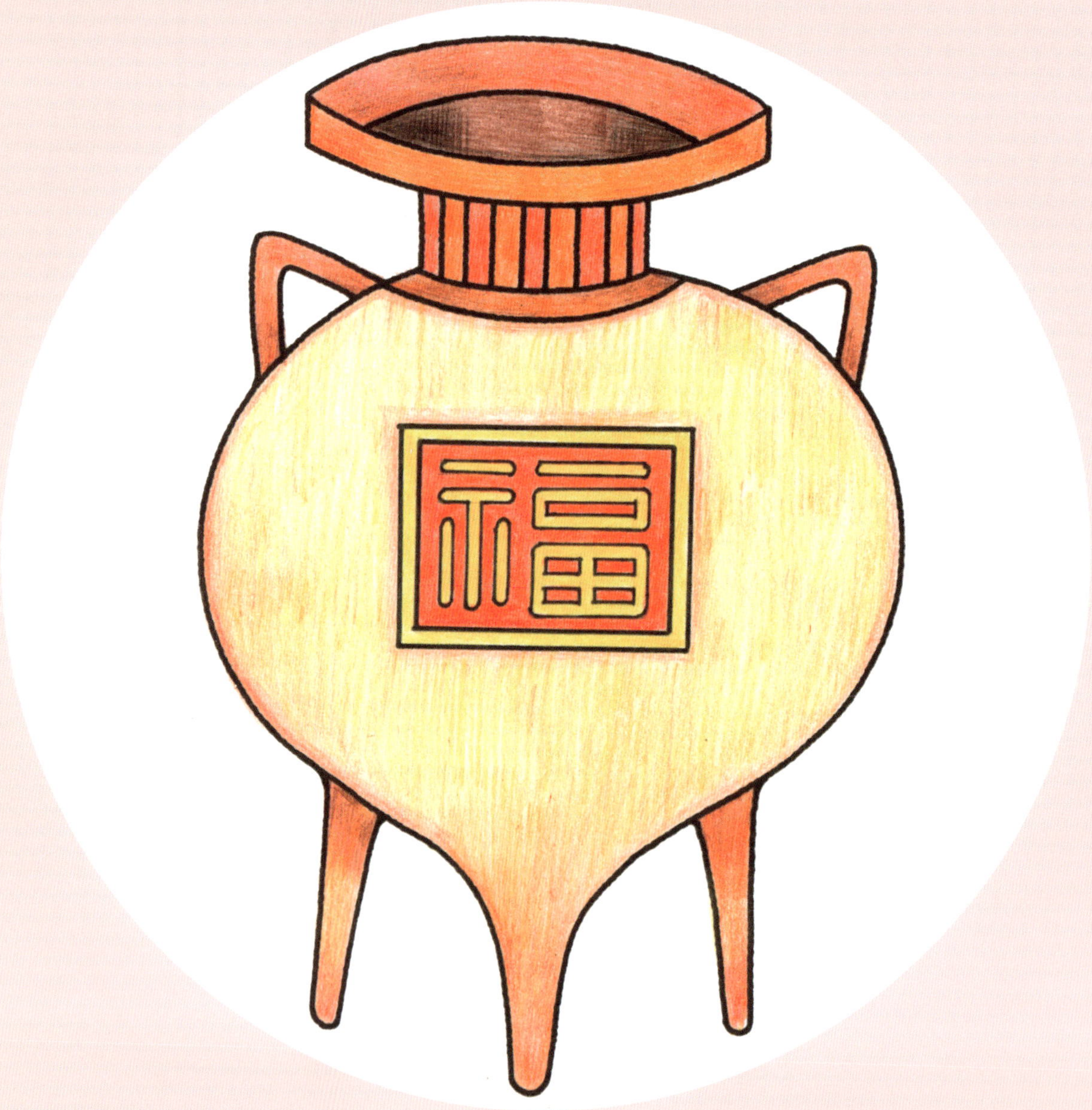

장수를 부르는
백수백복도

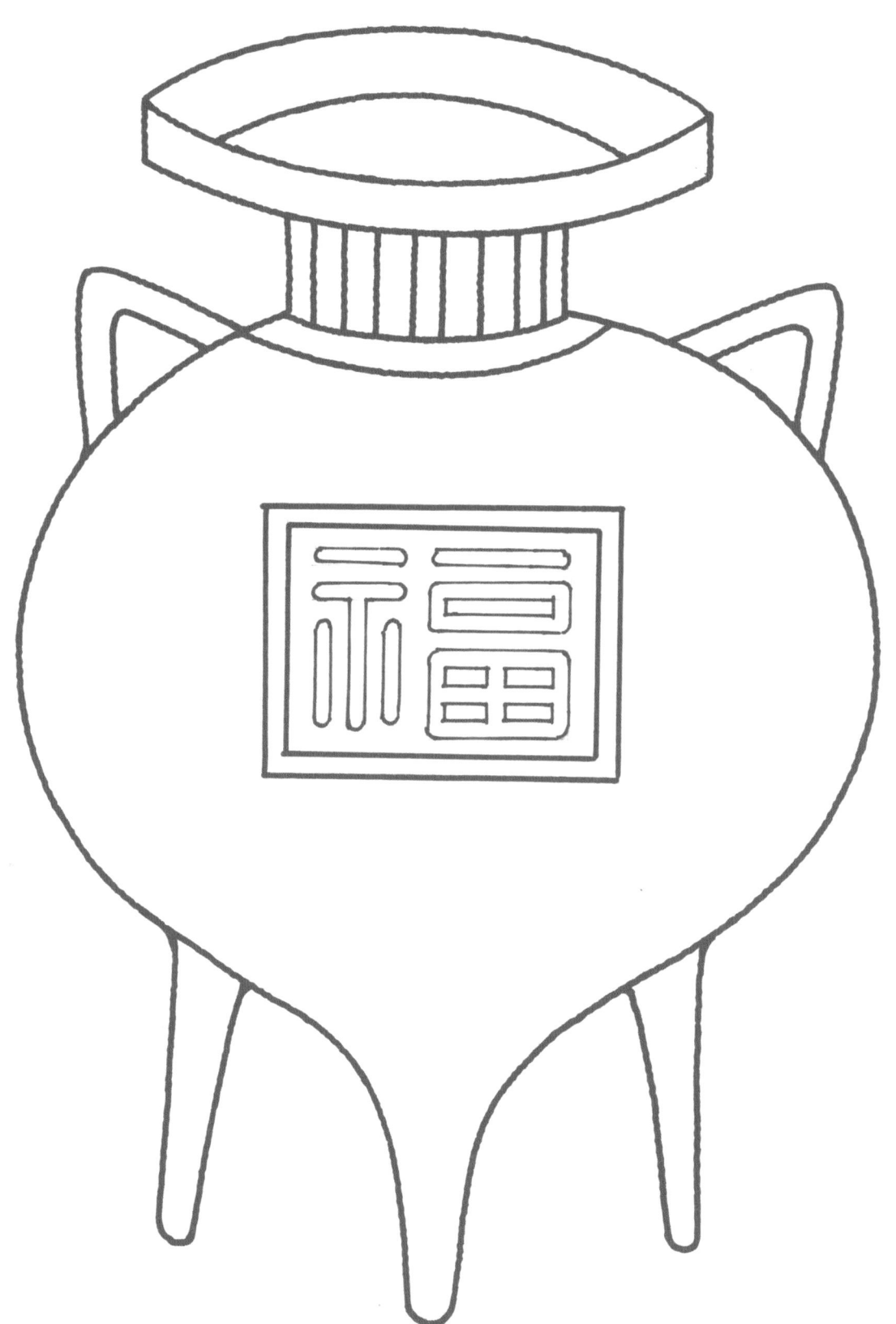

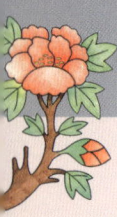

가자도(茄子圖)

가지를 한자로는 연 줄기 가(茄)에 아들 자(子)로 '가자(茄子)'라고 표기합니다. 따라서 아들을 줄줄이 낳게 해달라는 소망이 담긴 그림이라 하겠습니다.

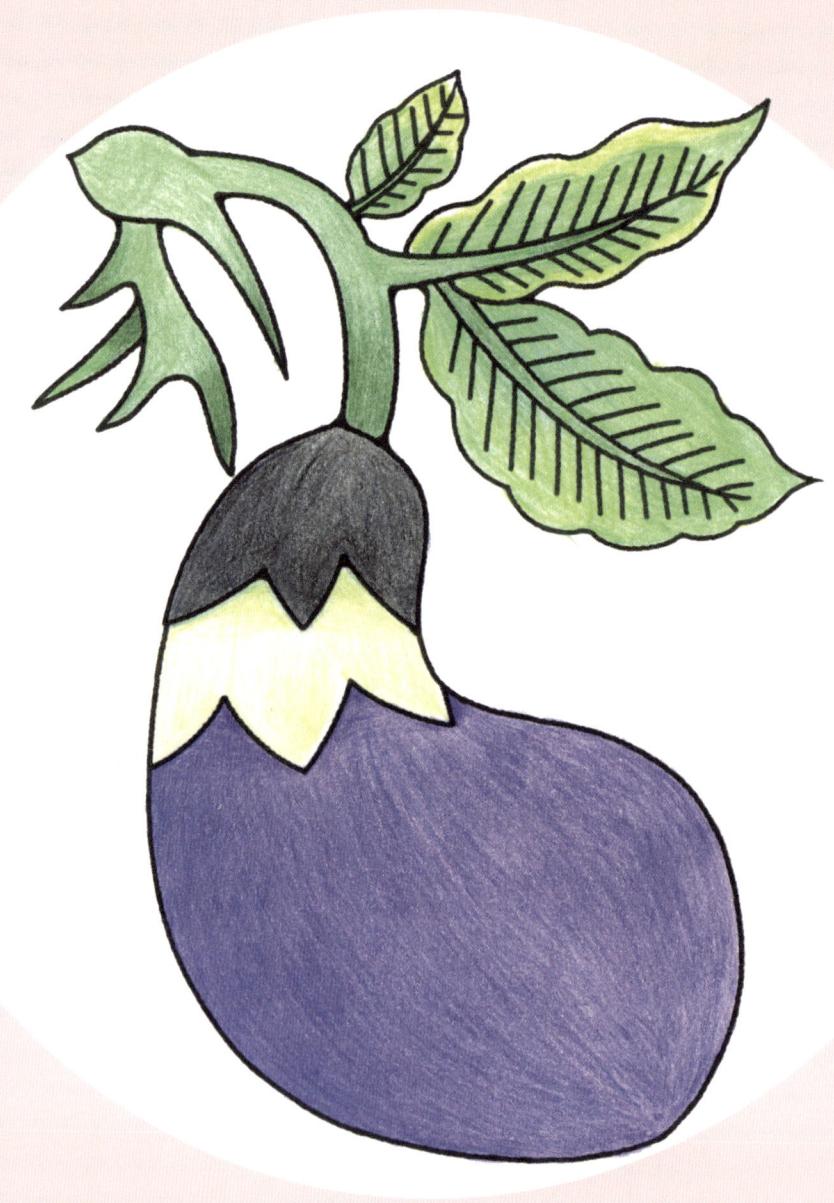

장수를 부르는
백수백복도

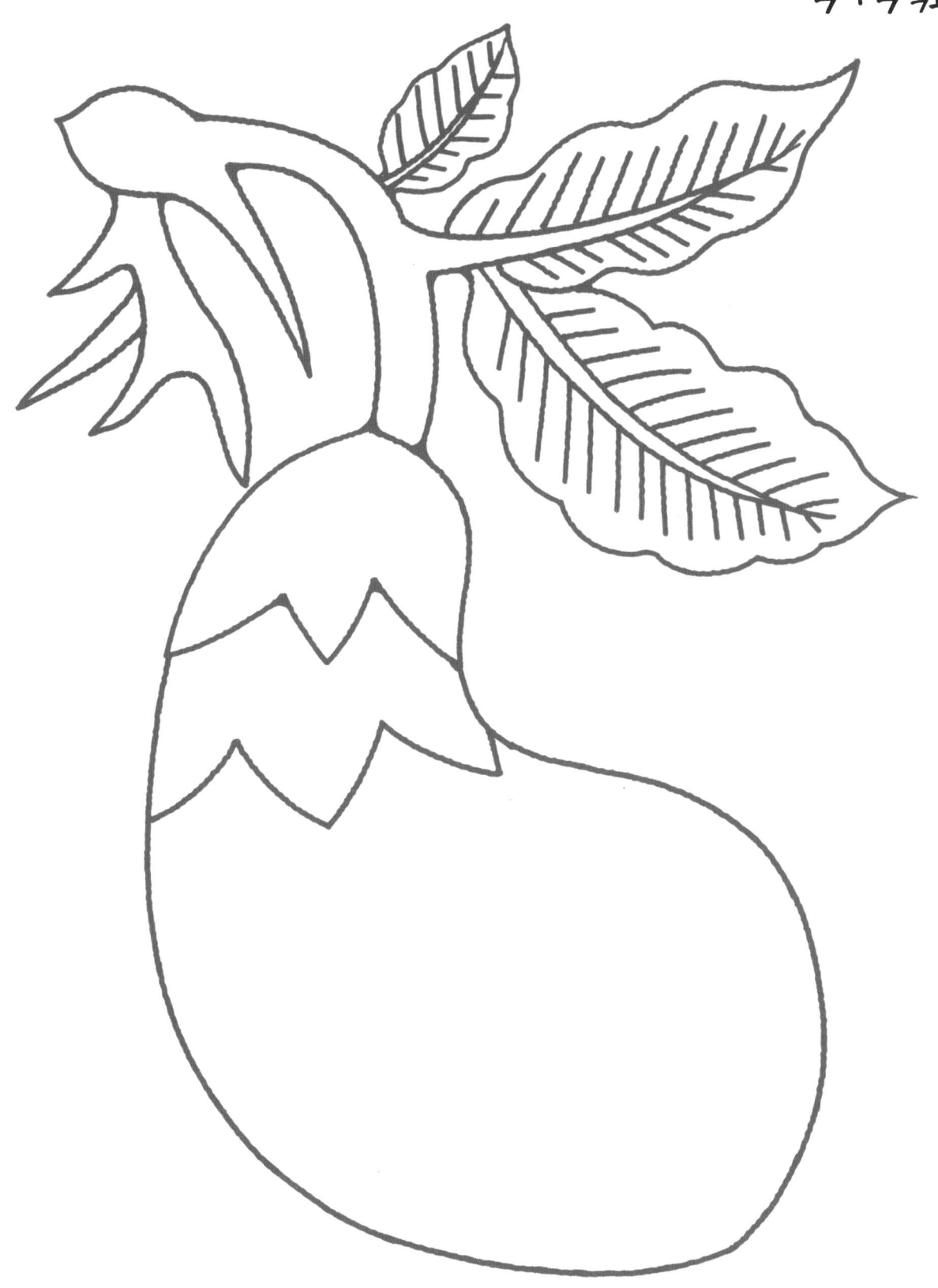

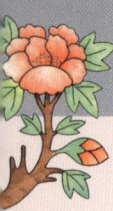

백수백복도를 주제로한 장수를 부르는 컬러링북

학수도(鶴壽圖)

장수를 상징하는 한 쌍의 학이 '목숨 수(壽)'자가 새겨진 밥그릇의 음식을 먹는 모습을 그린 그림으로 부부간의 금슬과 장수의 소망을 표현한 그림입니다.

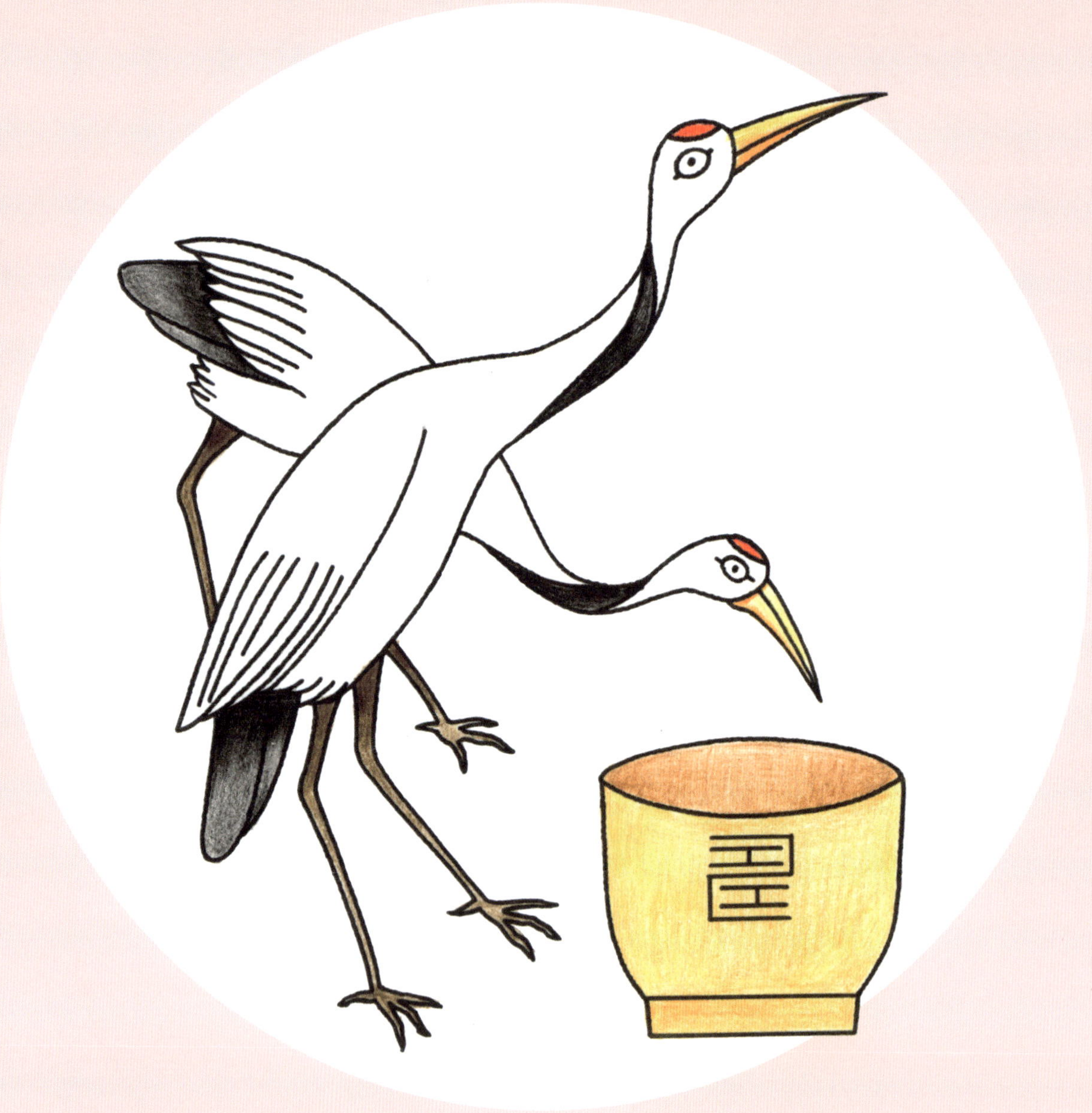

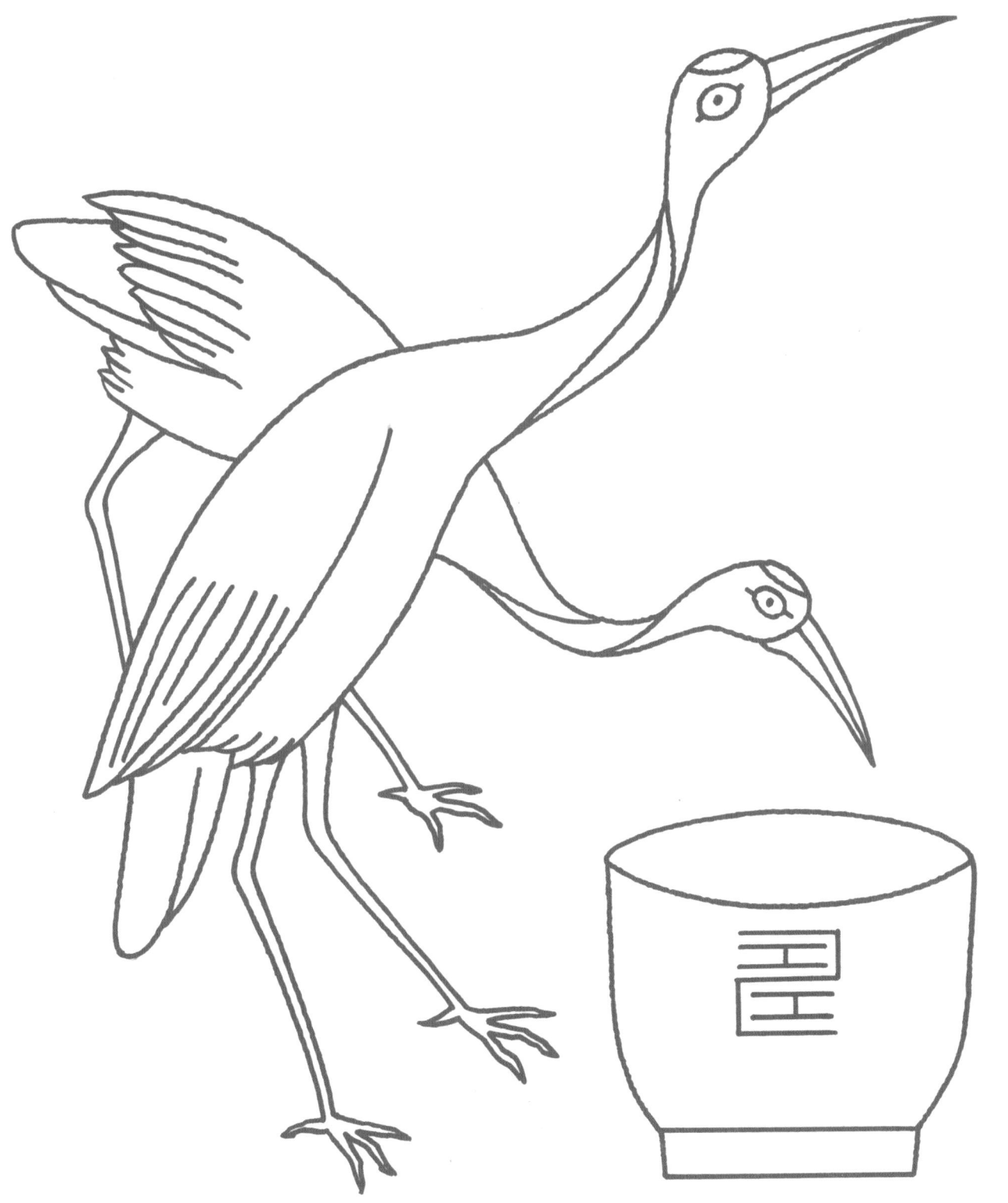

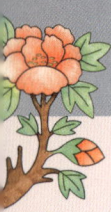

채소도(菜蔬圖)

들에서도 잘 자라는 채소와 수(壽) 자가 있는 그릇을 함께 그려 무병장수로 백 세 이상의 장수를 간절히 소망하는 그림이라 하겠습니다.

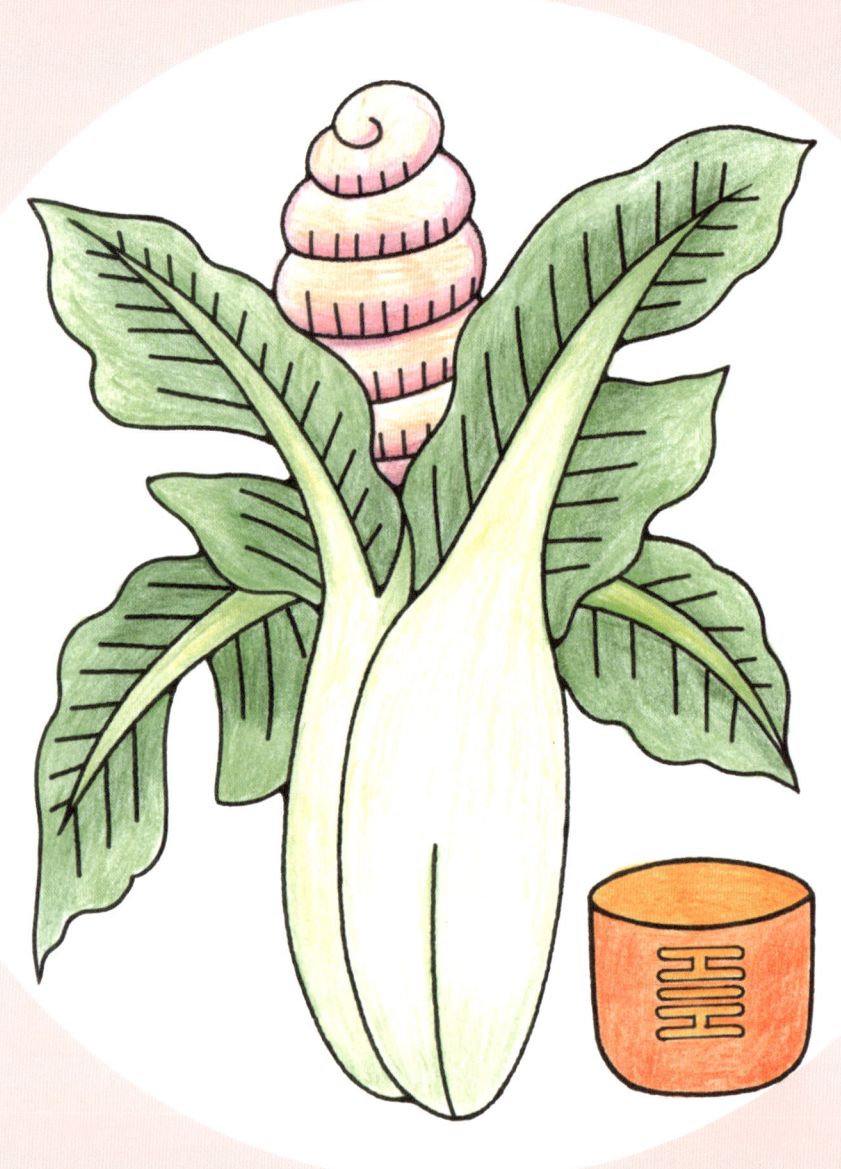

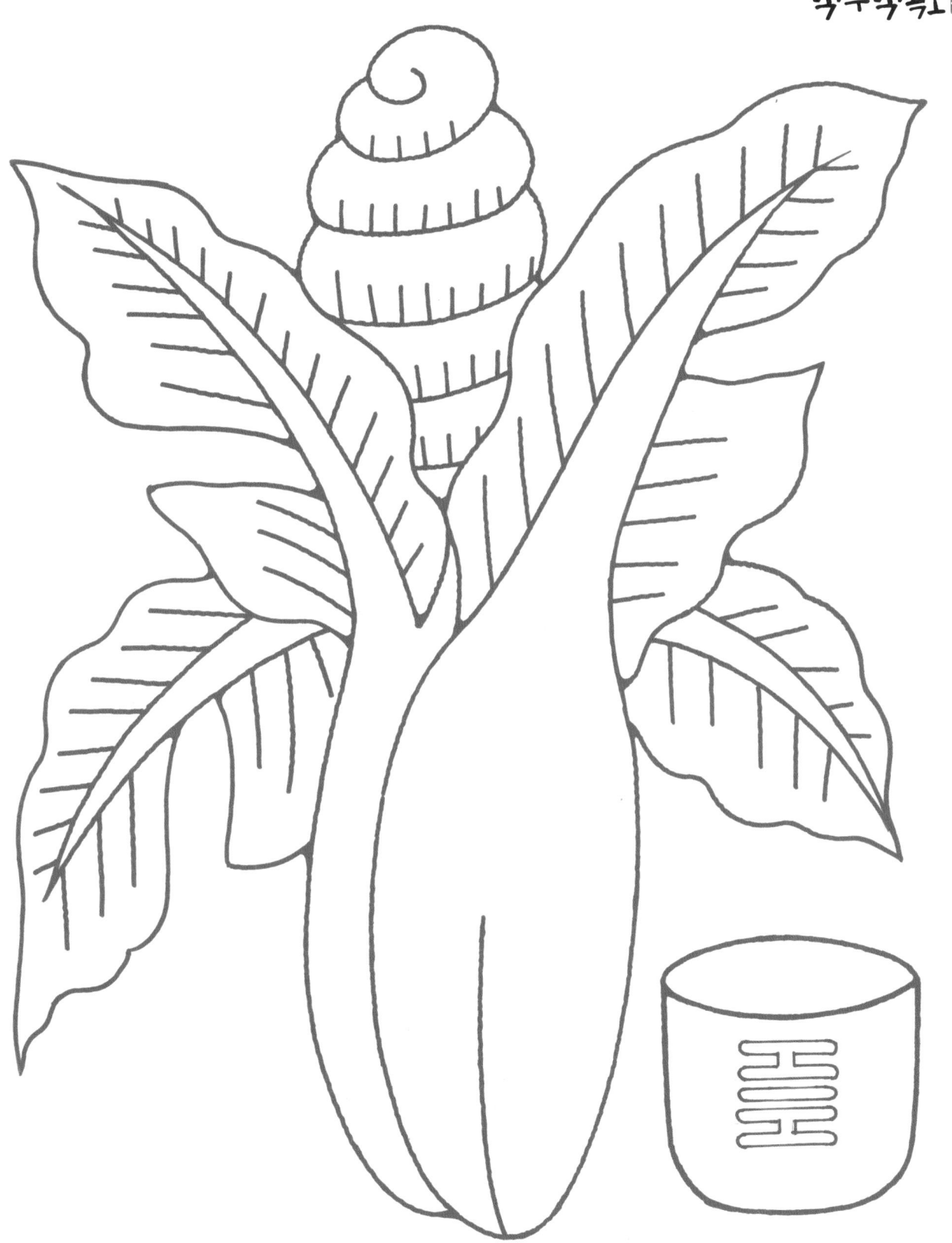

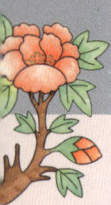

백수백복도를 주제로한 장수를 부르는 컬러링북

해태도(해치도)

예로부터 전설 속 상스러운 짐승 중 하나인 해태(해치)는 액운을 막는 상징이기도 합니다. 해태(해치)가 수(壽) 자가 장식된 상자 위에 올라가 상자, 즉 장수(長壽)를 위협하는 모든 액운으로부터 보호한다는 의미를 담은 그림이라 하겠습니다.

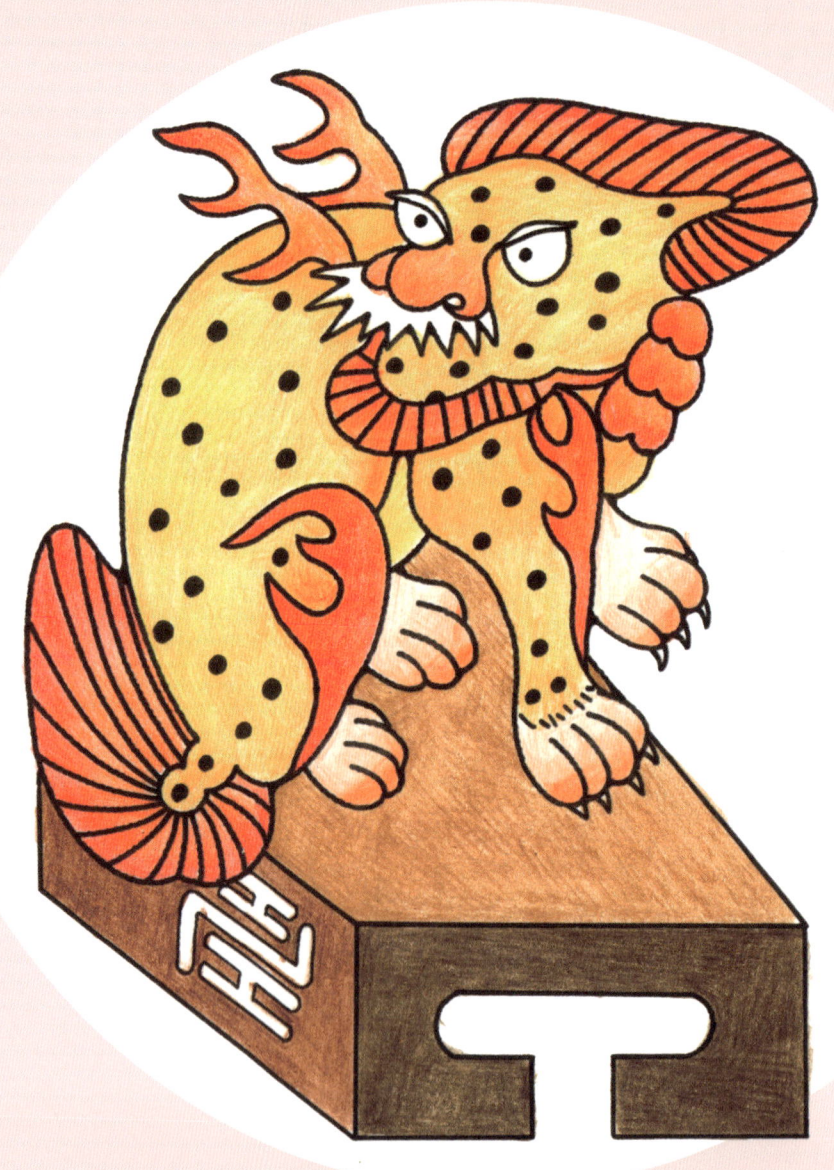

장수를 부르는
백수박복도

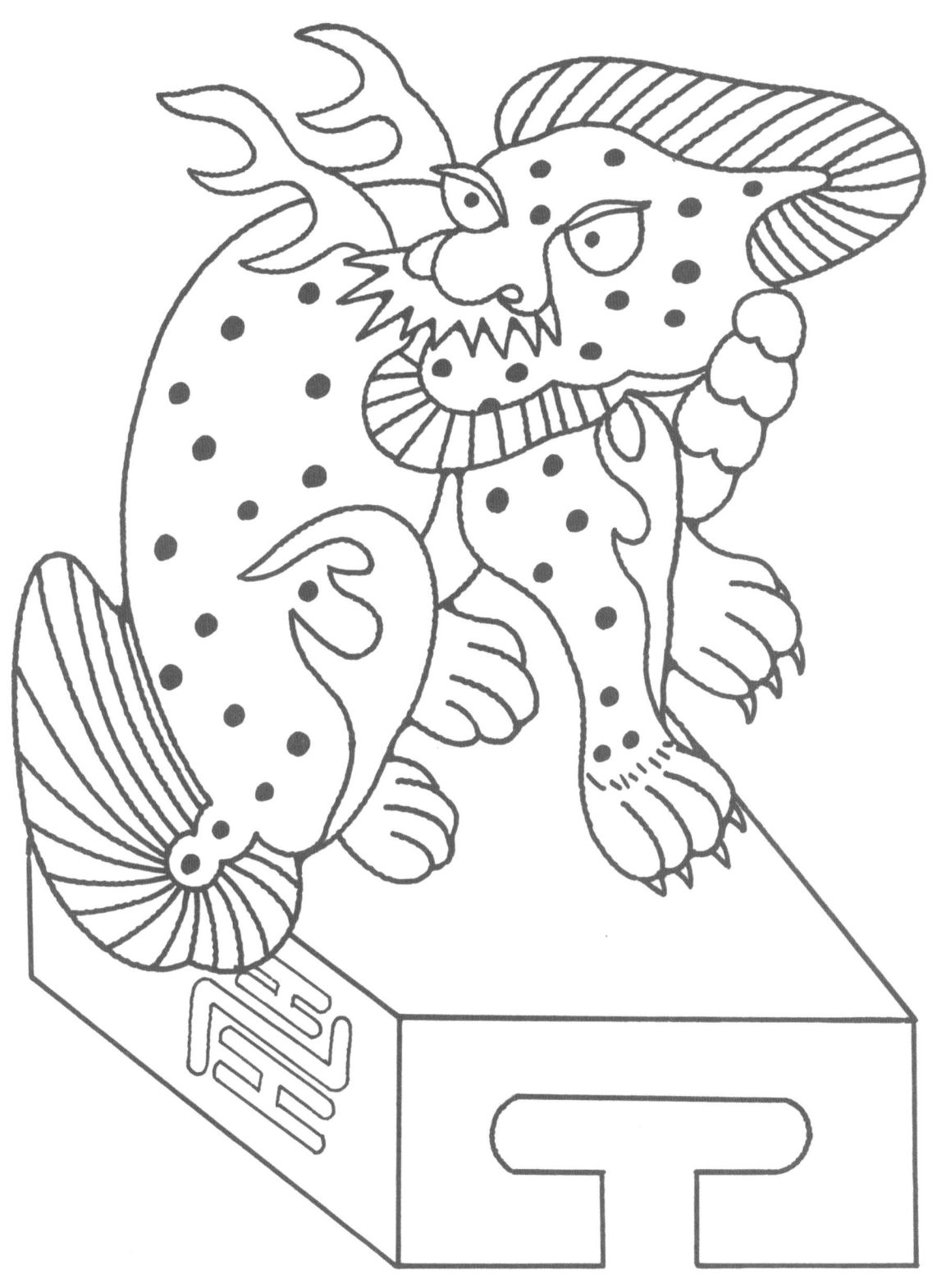

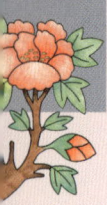

국수도(菊壽圖)

많은 꽃잎의 국화가 수(壽) 자로 장식된 꽃병에 담긴 그림으로 서리가 내리기 전까지의 추운 날에도 아름다움을 잃지 않고 고아한 자태를 풍기는 국화처럼 오랫동안 무병장수 하고픈 소망을 기원하는 의미를 표현한 그림입니다.

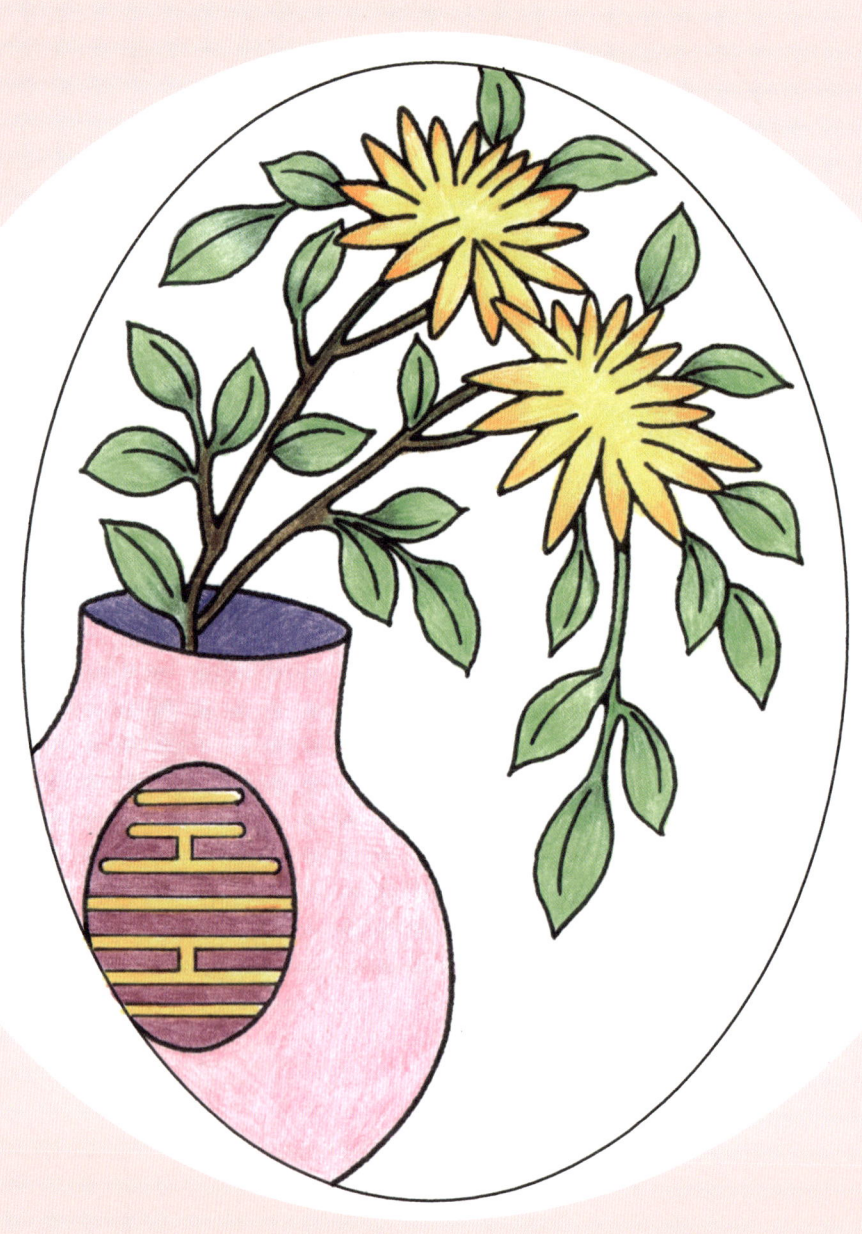

장수를 부르는
백수백복도

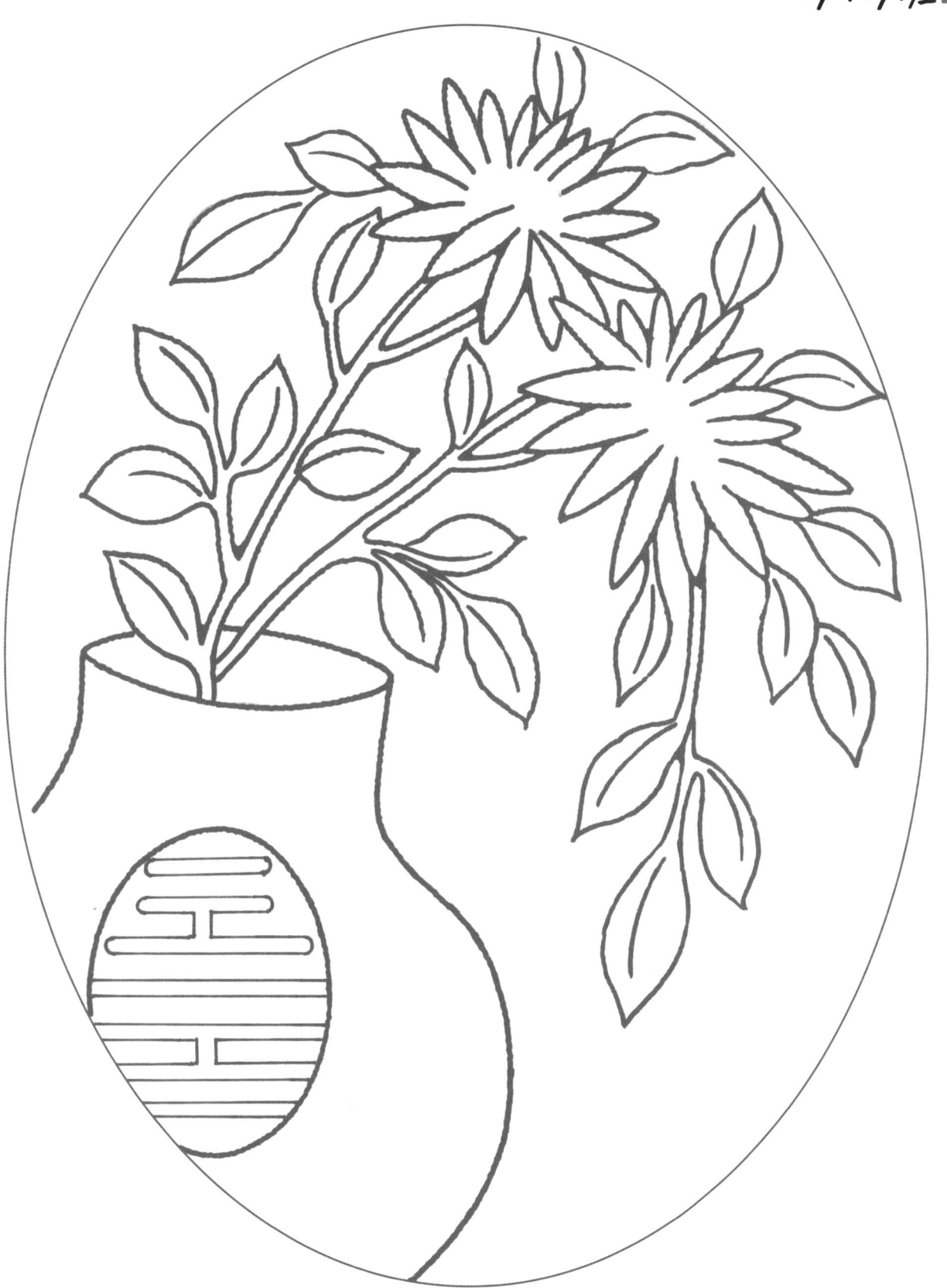

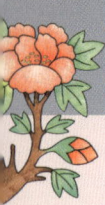

버섯그림

예로부터 십장생의 하나인 영지버섯이 수(壽) 자로 장식된 도자기에서 자라는 모습을 그린 그림으로 무병장수와 불로장생의 소망을 기원하는 그림입니다.

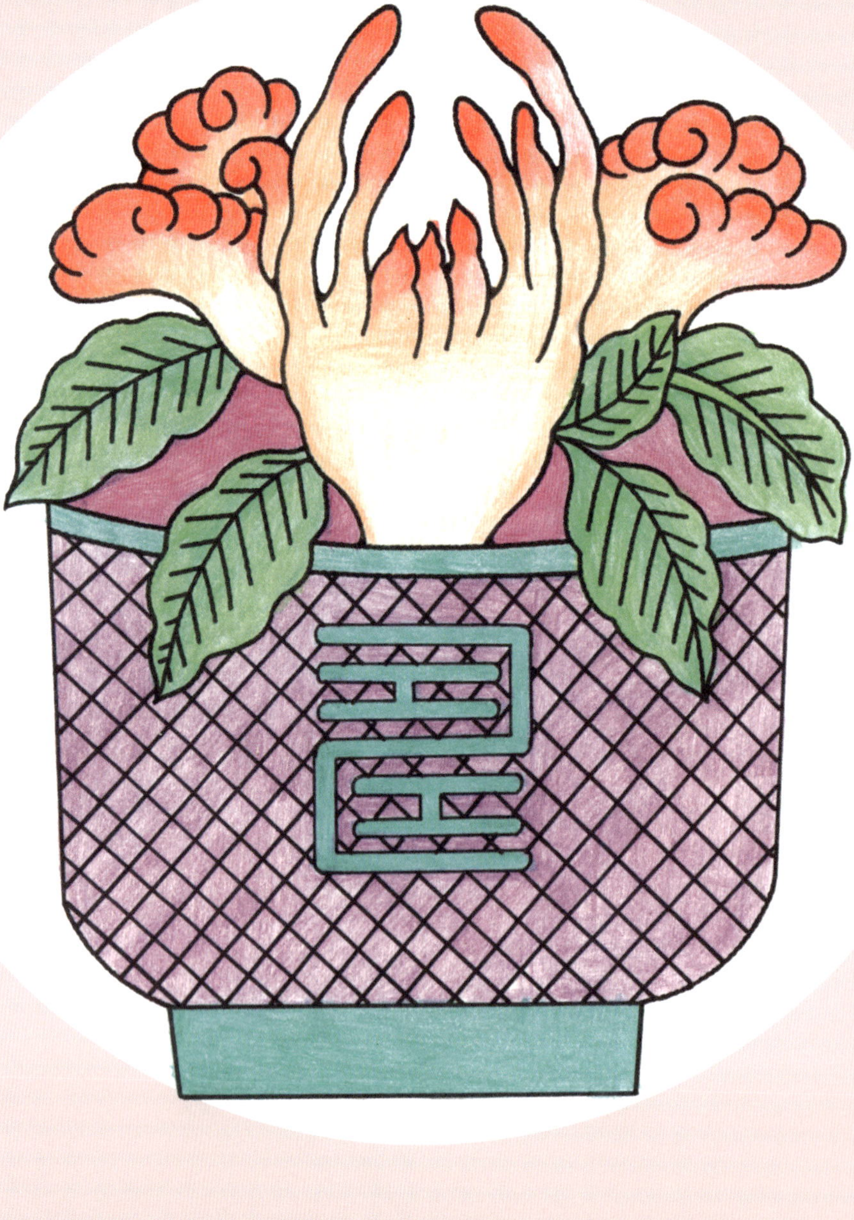

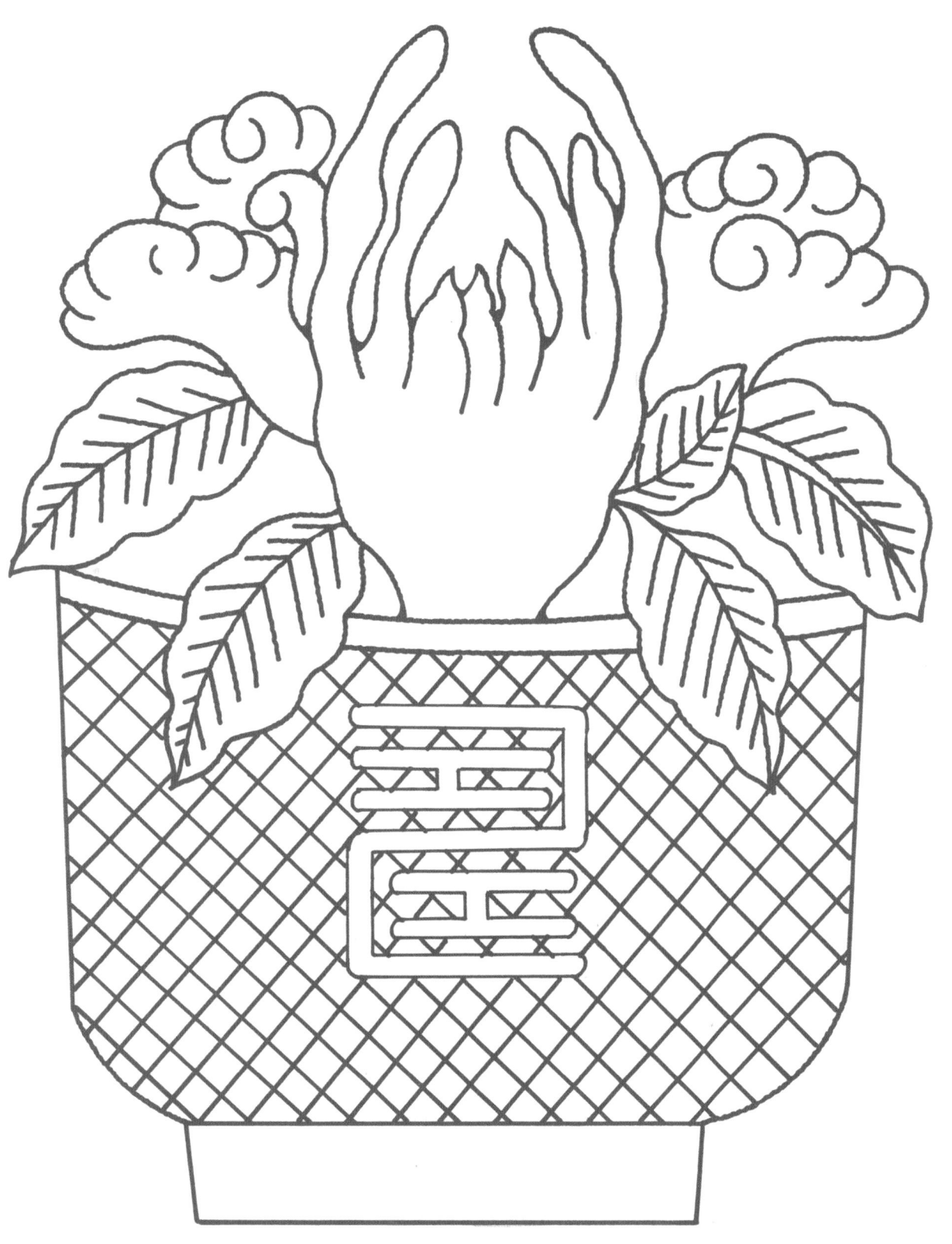

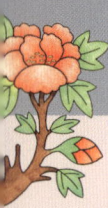

응복도(鷹福圖)

매는 한자로 응(鷹)으로 표기하며 용맹한 기상을 상징하는 것으로 민화 등에서 즐겨 사용한 소재입니다. 주어진 복(福)과 다가오는 복(福)을 수호하는 매를 표현하여 간절한 기복을 소망하는 그림입니다.

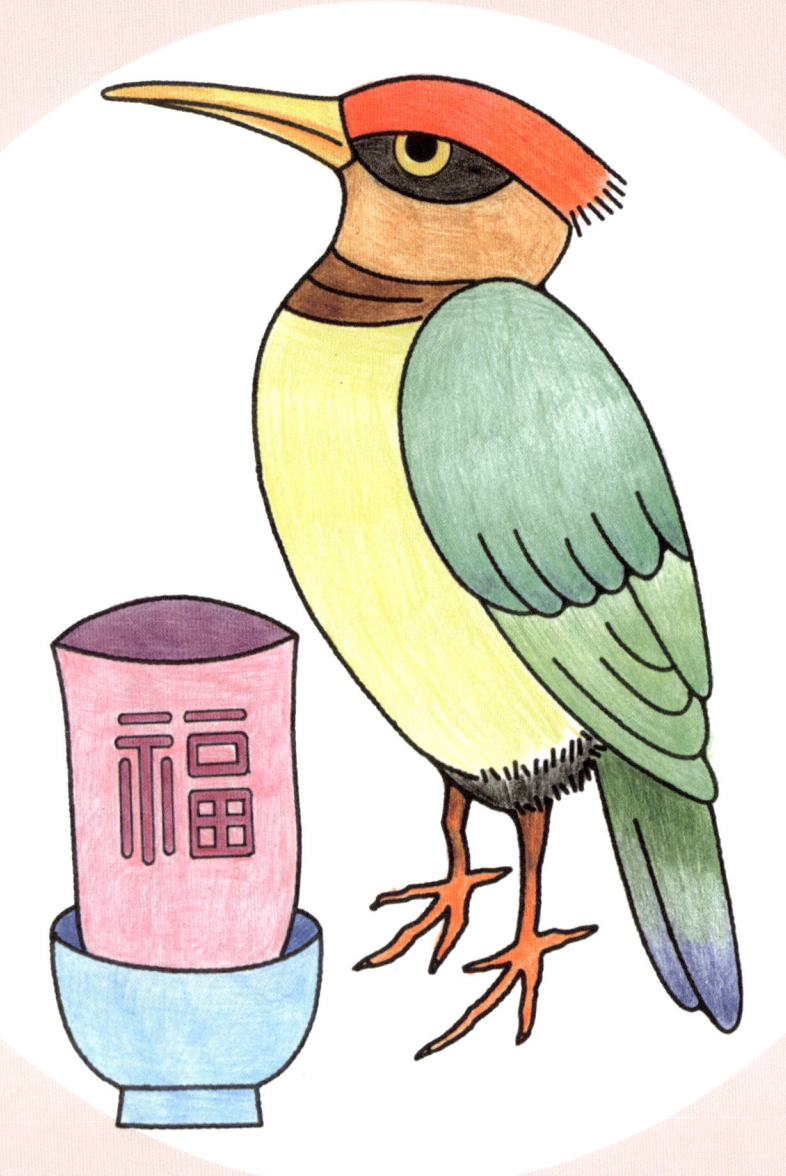

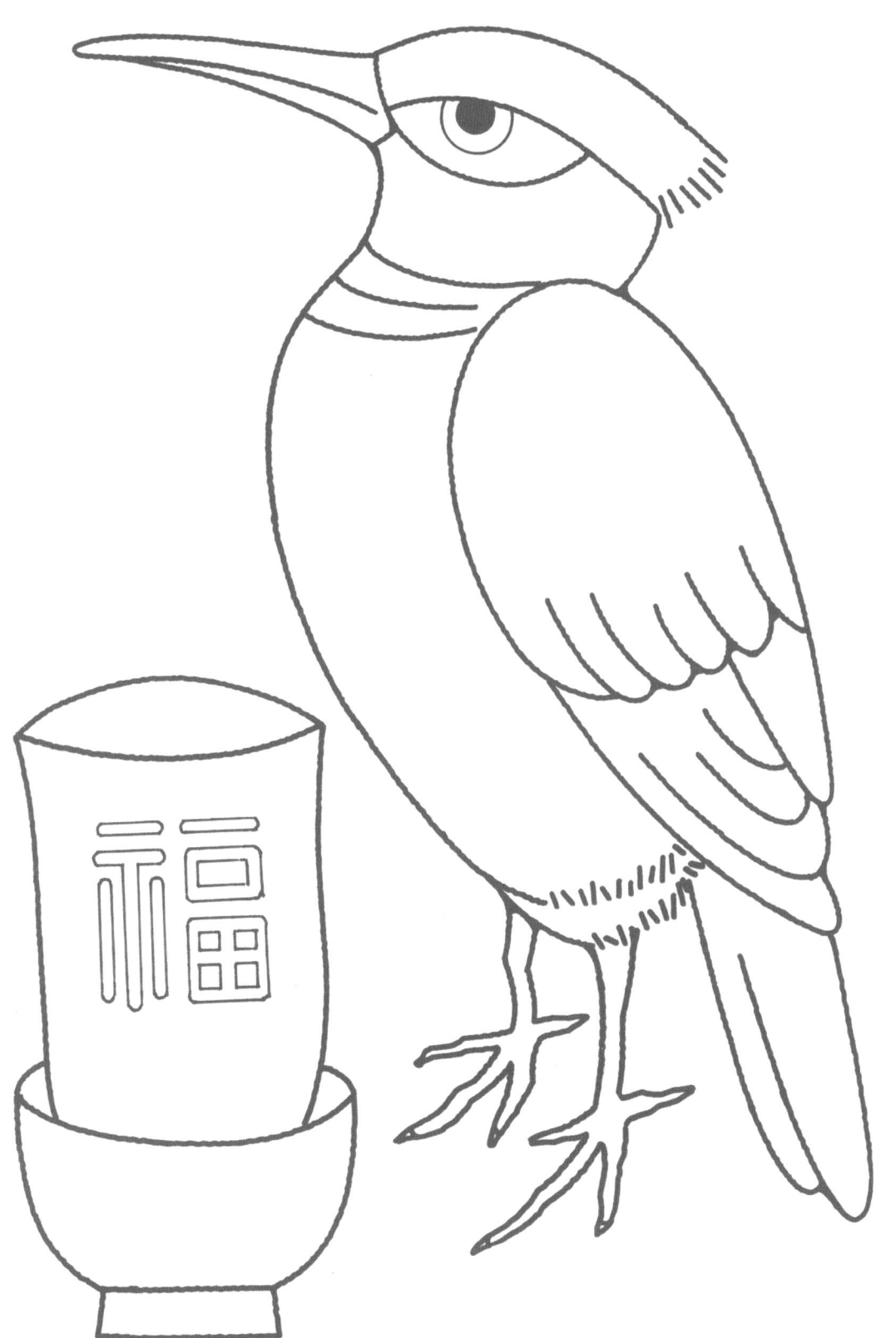

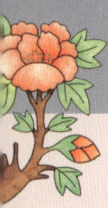

충화도(蟲花圖)

꽃의 꿀을 얻기 위해 날아드는 벌 무리를 표현하여 재산의 증식을 기원하는 의미와 붉은 모란꽃을 그림의 중심에 그려 붉은 모란이 상징하는 득남에 대한 소망도 함께 소망하는 의지를 담은 그림입니다.

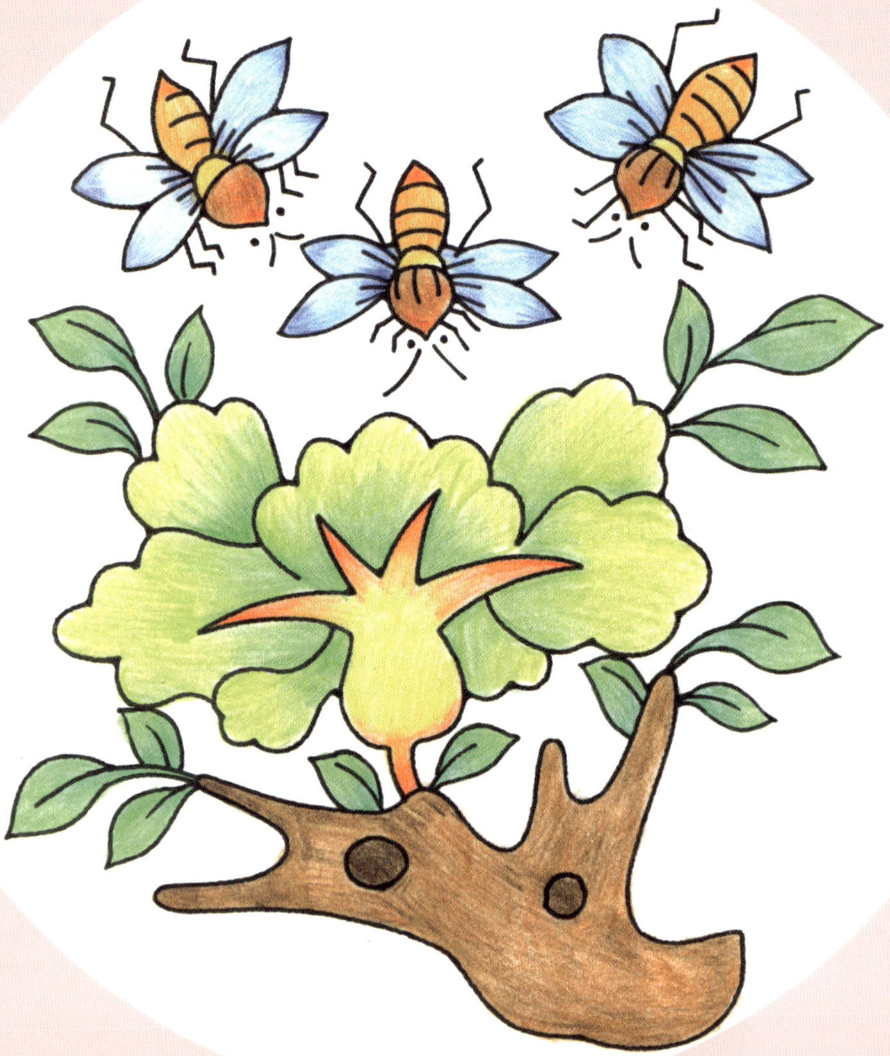

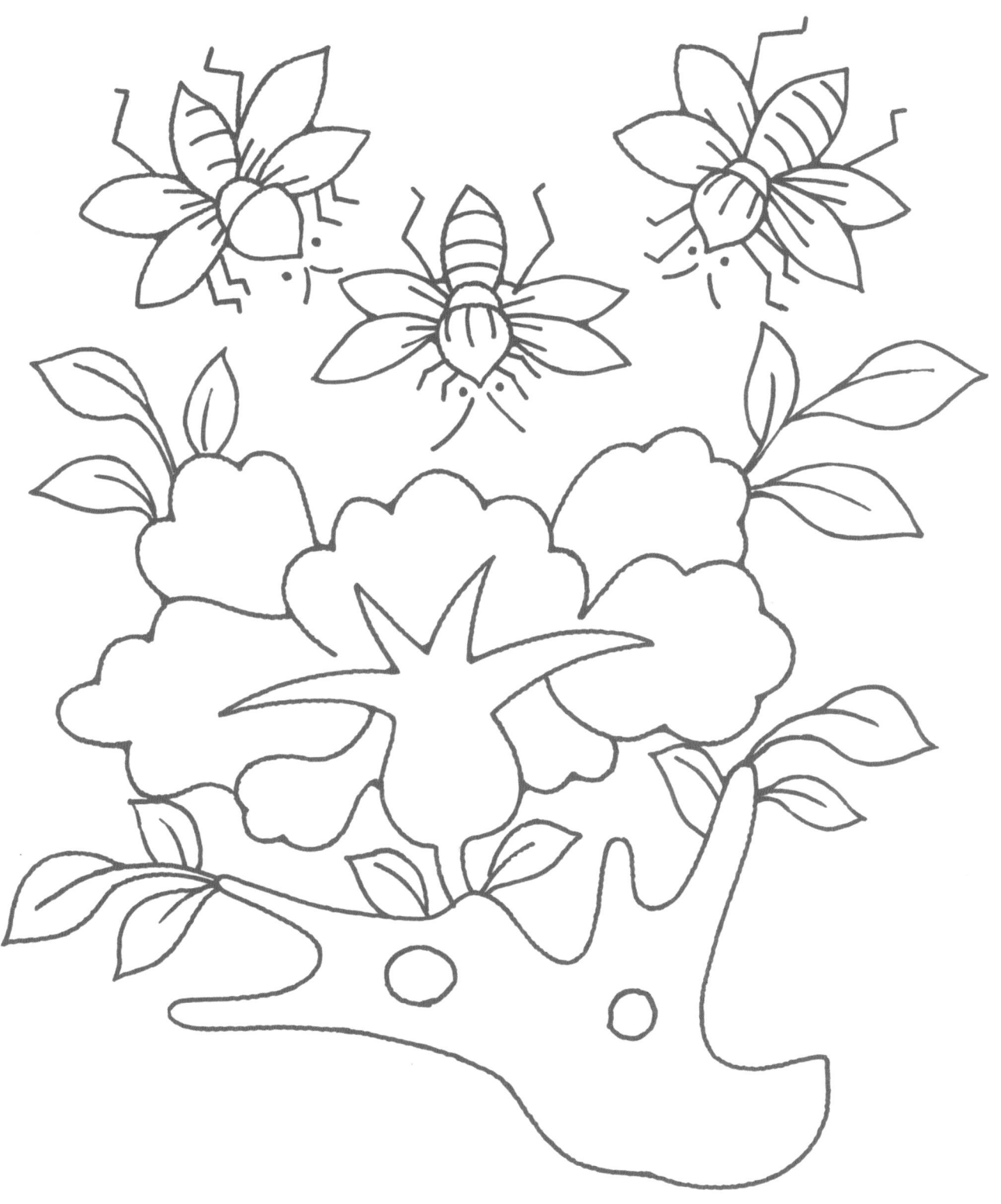

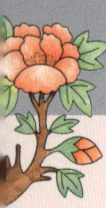

이수도(梨壽圖)

배를 한자로는 '이(梨)'로 표기합니다. 여러 과일 중에는 수분이 풍부하고 맛이 좋은 배들이 수(壽) 자로 장식된 그릇에 담은 모습을 통해 다산과 장수의 소망을 담은 그림입니다.

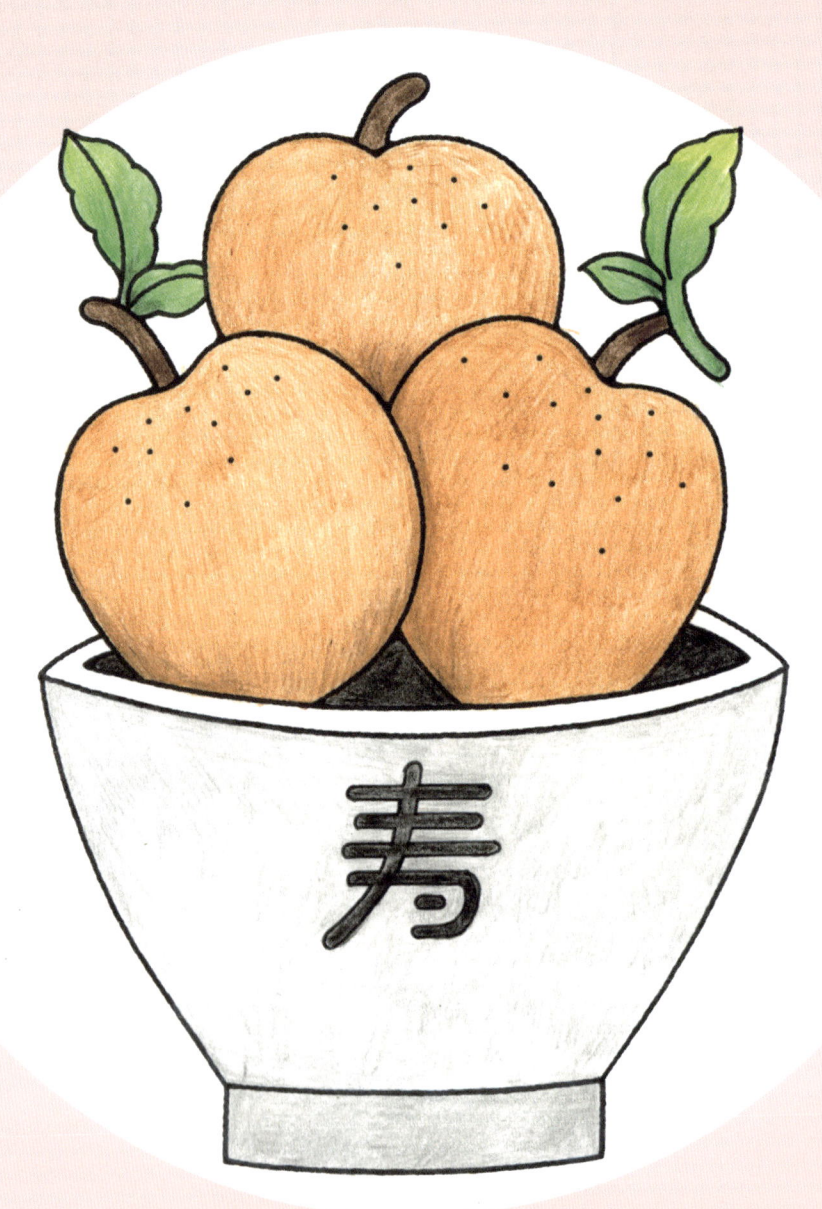

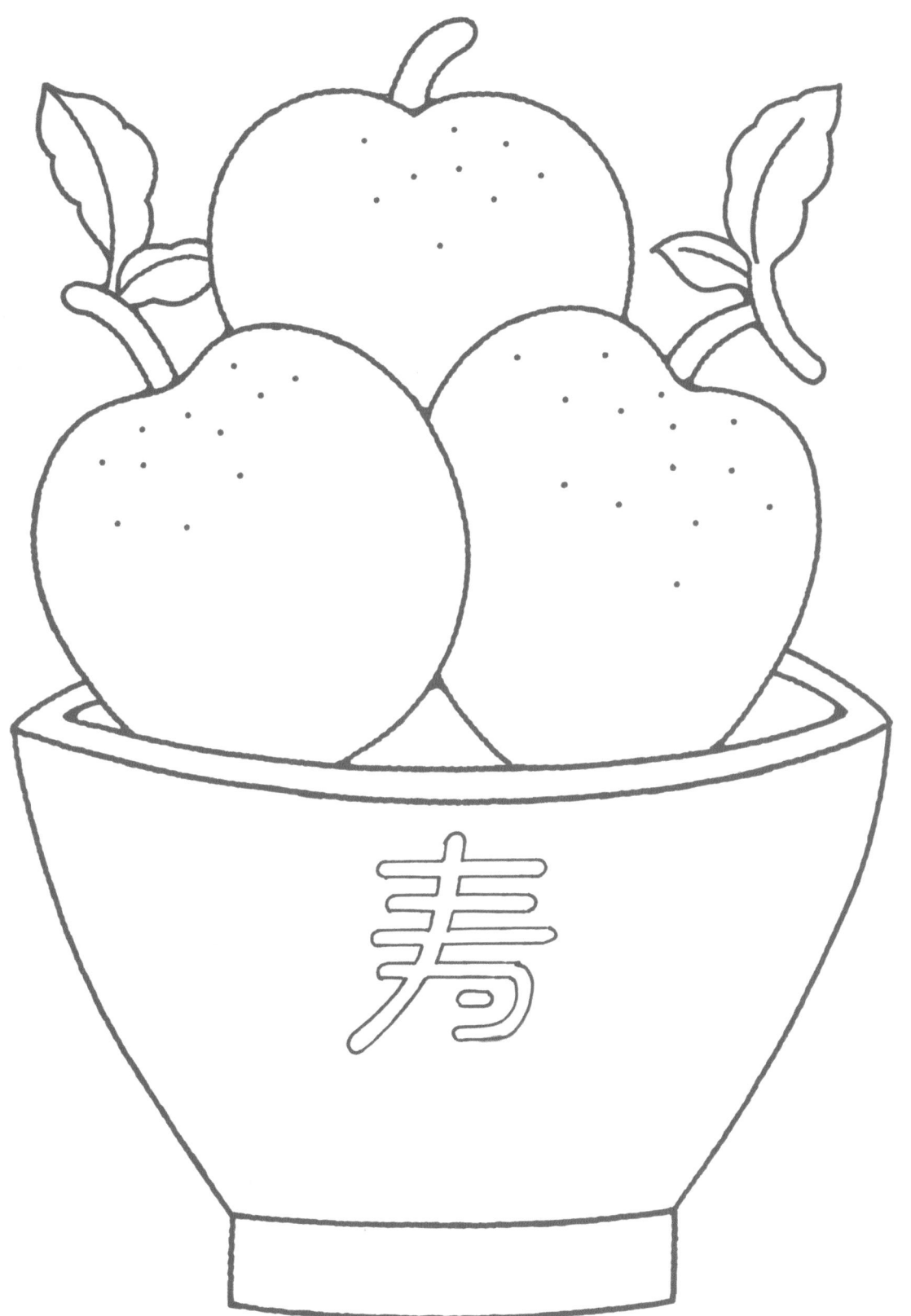

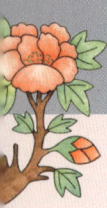

산약도(山藥圖)

예로부터 몸에 좋은 '마'를 한자로는 산우(山芋) 또는 산약(山藥)이라고 표기하였습니다. 마와 수(壽)가 장식된 그릇을 함께 표현하여 무병장수를 염원하였든 그림입니다.

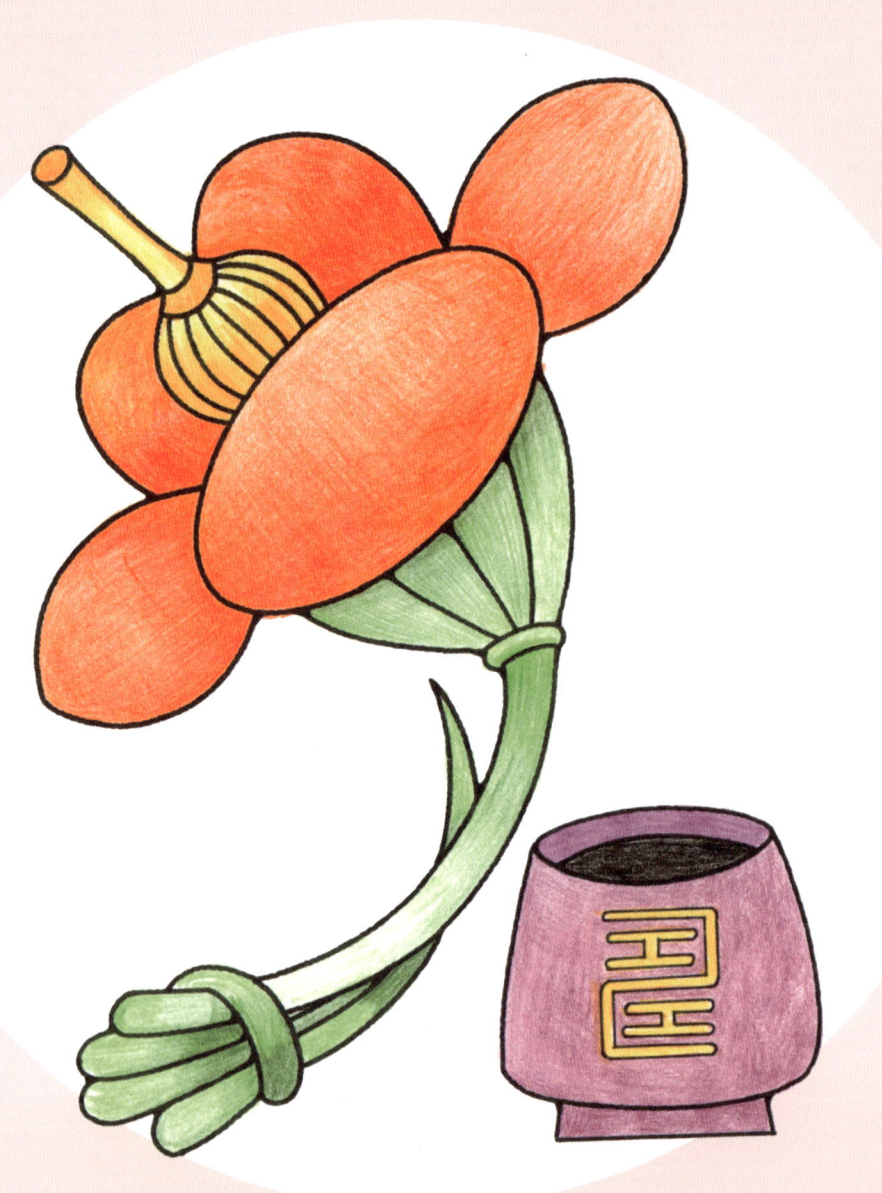

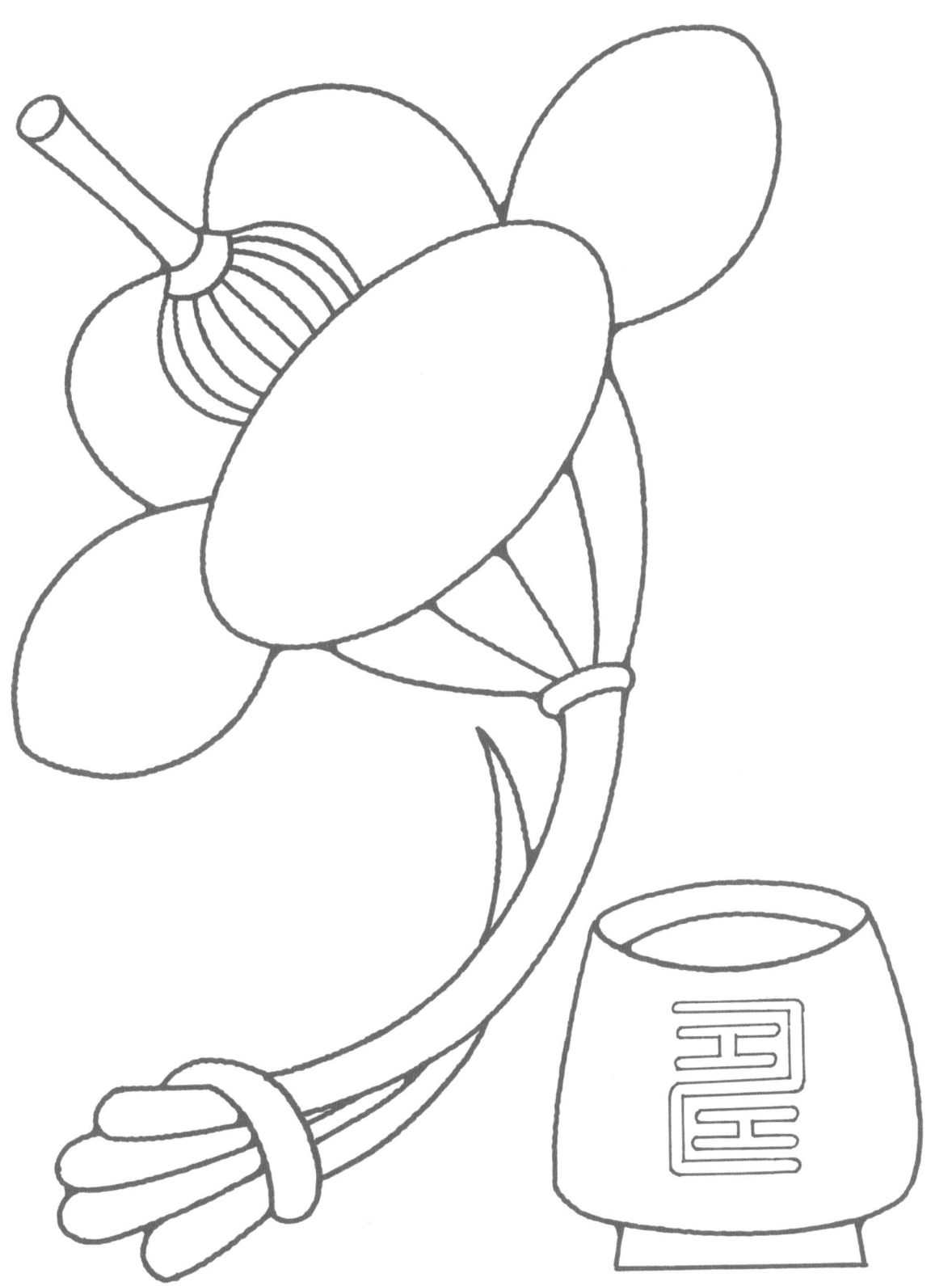

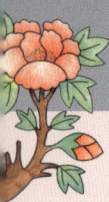

편복(蝙蝠)도

박쥐는 한자로 '박쥐 편(蝙)' '박쥐 복(蝠)'으로 표기하며 보기와는 달리 복(福)의 상징이 되었습니다. 기와 등에 박쥐 문양을 새겨 복(福)을 기원하였습니다. 박쥐 두 마리는 쌍복, 다섯 마리는 오복을 뜻하였기도 합니다. 따라서 박쥐 문양은 건축물 등에 즐겨 사용하였습니다.

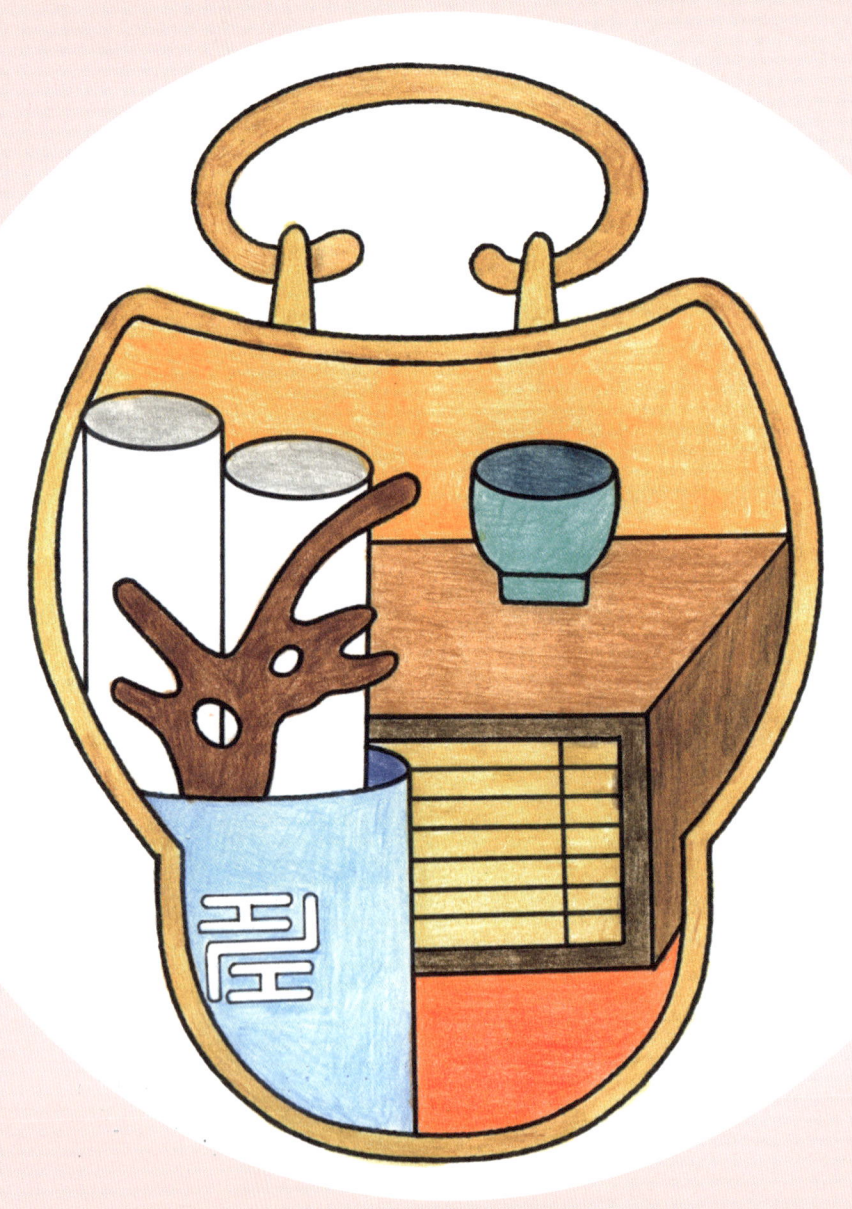

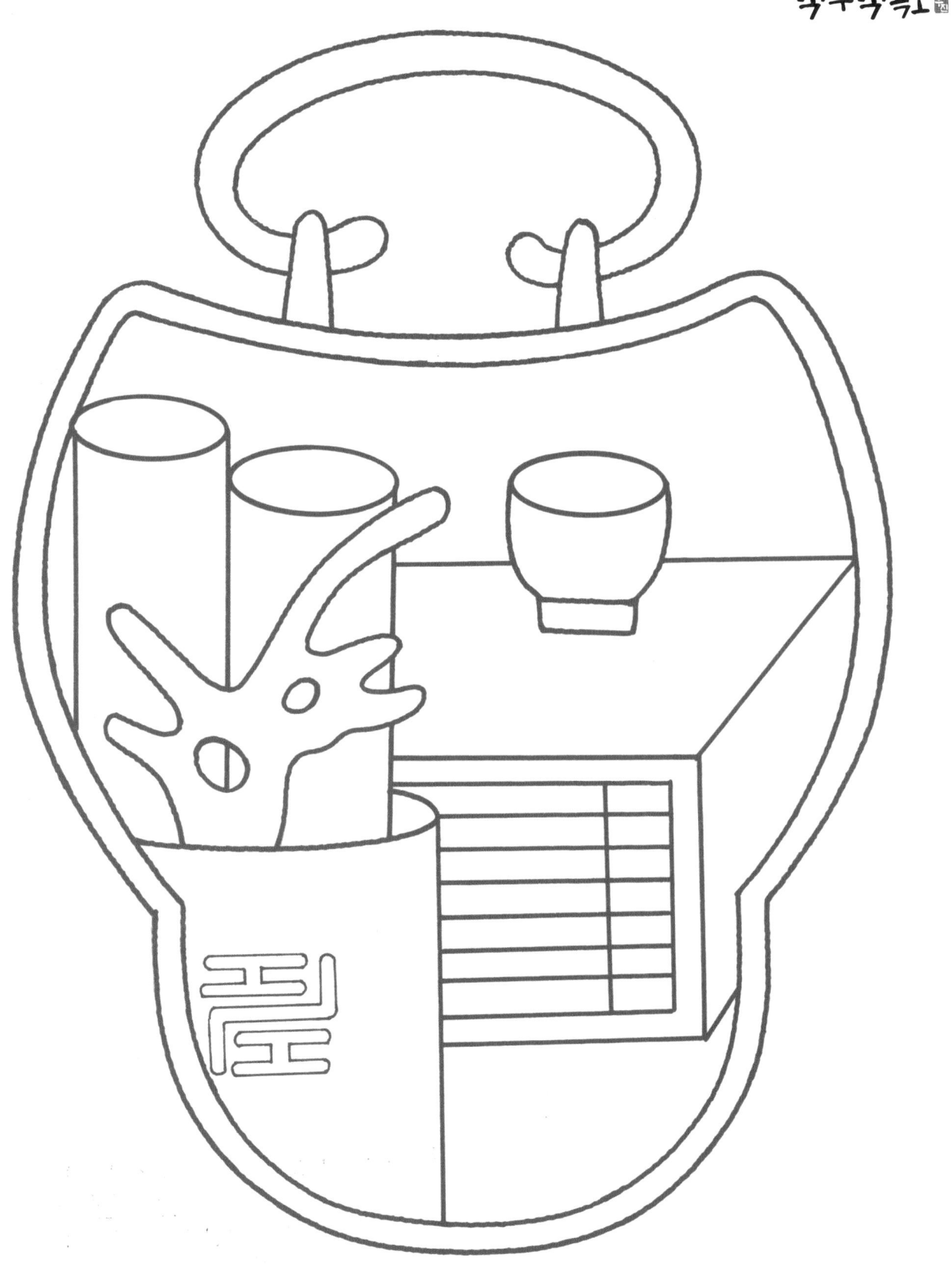

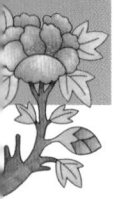

자유롭게 색칠하여보세요.
많은 꽃잎이 어우러진 그림을 자유롭게 색칠하며 무병장수와 복을 소망하는 시간을 가져보세요.

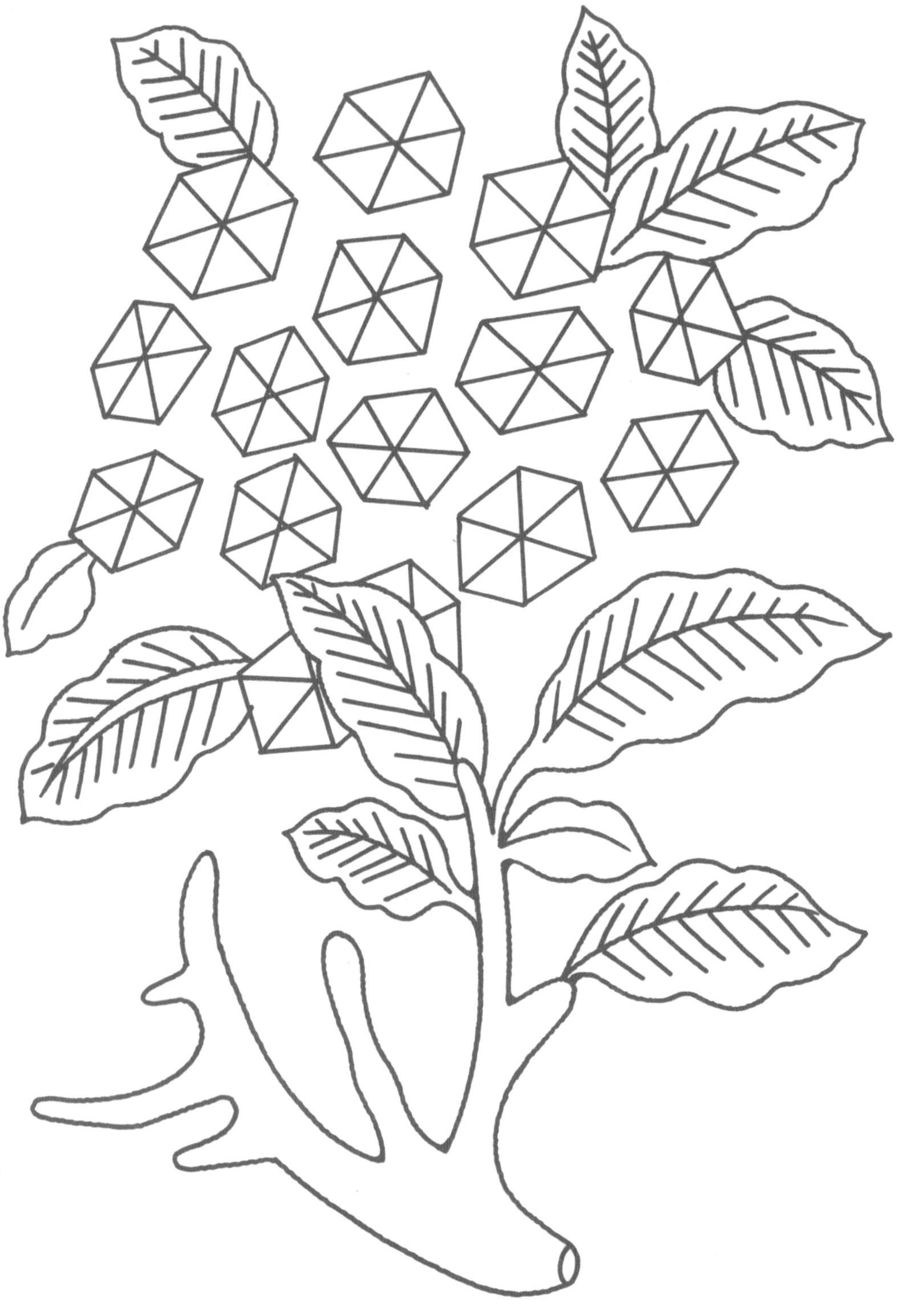